小康路上一个都不能掉队！
——习近平2017年新年贺词

发展残疾事业，加强残疾康复工作。
——习近平中共十九大报告

《智力残疾成人康复社会工作实务手册》
作者名单

徐群燕　香港注册社工，扶康会助理总干事
梁大伟　香港注册社工，扶康会服务总监
萧庆华　香港注册社工，扶康会服务总监
何颖儿　扶康会临床心理学家
王千嘉　扶康会临床心理学家
梁凯琪　扶康会临床心理学家
姚伟文　香港注册社工，扶康会高级服务经理
李美芳　香港注册社工，扶康会高级服务经理
何远大　香港注册社工，扶康会服务经理
庄慧雯　香港注册社工，扶康会服务经理
郭惠卿　香港注册职业治疗师，扶康会一级职业治疗师
周丽婵　香港注册社工，扶康会服务经理
刘惠敏　香港注册社工，扶康会一级社工
黎咏仪　扶康会传讯及发展经理

社会服务发展研究中心　主编
康复社会工作实务系列
(社会工作实务手册·第二辑)

智力残疾成人康复社会工作实务手册

香港扶康会　著

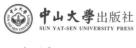中山大学出版社

·广州·

版权所有　翻印必究

图书在版编目（CIP）数据

智力残疾成人康复社会工作实务手册/扶康会著. —广州：中山大学出版社，2018.1

（社会工作实务手册. 第二辑：康复社会工作实务系列）

ISBN 978-7-306-06191-1

Ⅰ.①智… Ⅱ.①扶… Ⅲ.①智力迟钝—成年人—康复训练—社会工作—手册 Ⅳ.①R494-62

中国版本图书馆 CIP 数据核字（2017）第 233014 号

出版人：	徐　劲
策划编辑：	葛　洪
责任编辑：	葛　洪
封面设计：	林绵华
责任校对：	王旭红
责任技编：	何雅涛
出版发行：	中山大学出版社
电　　话：	编辑部 020-84111996，84113349，84111997，84110779
	发行部 020-84111998，84111981，84111160
地　　址：	广州市新港西路 135 号
邮　　编：	510275　传真：020-84036565
网　　址：	http://www.zsup.com.cn　E-mail：zdcbs@mail.sysu.edu.cn
印　刷　者：	广东省农垦总局印刷厂
规　　格：	787mm×1092mm　1/16　12.375 印张　120 千字
版次印次：	2018 年 1 月第 1 版　2018 年 1 月第 1 次印刷
定　　价：	34.00 元

如发现本书因印装质量影响阅读，请与出版社发行部联系调换

序一

张建宗
香港特别行政区政府政务司司长

我们每个人无论贫富伤健，都有天赋的能力和权利。残疾人士虽然在某些方面受限制，也要克服种种挑战，但亦有自己的特长和才干，只要给予适当的机会，就可以和你我一样为社会做出贡献。

香港特别行政区政府（下称"香港特区政府"）矢志构建一个关爱互助，伤健共融的社会。自2008年8月31日起，联合国《残疾人权利公约》（下称《公约》）已适用于中国内地及香港特别行政区。《公约》的宗旨是促进、保护和确保所有残疾人士充分和平等地享有一切人权和基本自由。特区政府一直致力透过不同的措施，加强残疾人士的能力，支持他们全面融入社群，以体现《公约》的精神。

我衷心感谢社会服务发展研究中心（下称"社研"），致力推动香港与内地社会福利服务的知识传播及经验交流，更借诸督导和培训工作，提升内地社工服务的专业水平。"社研"联同6间香港的福利机构，出版一套7册的"康复社会工作实务系列"丛书(下称"康复实务")，就(1)肢体残疾及慢性疾病；(2)智力残疾成人；(3)精神健康；(4)听力损伤；(5)视力损伤；(6)学前发展障碍儿童及(7)康复社会工作基本理论与方法，作专题探讨，深入介绍不同范畴的康复服务在香港的发展情况，供内地的广大读者和福利界同工参考。我深信，"康复实务"将有助于内地社会工作及康复服务的进一步发展。

特区政府的康复政策目标，是建立无障碍环境，让香港在硬件、软件以至文化思维上，体现出平等、共融的精神，并帮助不同年龄层、不同类别的残疾朋友发挥所长。我们投放于康复服务的整体经常性开支持续增

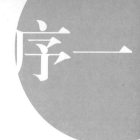

长,由2007—2008财政年度的166亿港元,增至2016—2017财政年度的301亿港元,增幅达81个百分点,充分说明我们的承担和诚意。

此外,特区政府康复政策的覆盖面非常广泛。除了"康复实务"涵盖的范畴外,亦致力协助残疾人士升学、就业和融入社区;构建无障碍配套设施;支援残疾人士家属及照顾者;支援病人自助组织的发展;透过宣传教育、资助社会企业及配对商界捐款等不同方式,启动民商官的跨界力量,共同参与推动有利残疾朋友发展的政策举措等,务求在公共资源投入及政策设计上协同配合,为残疾朋友提供及时、适切和到位的支援。

过去9年,我作为特区政府的劳工及福利局局长,深深明白到,香港康复服务持续和显著的进步,全赖一班默默耕耘的福利界同工、社会工作者,以及像"社研"一样的民间机构,与特区政府的紧密合作。我期盼内地的福利界同工和社会工作者,能从"康复实务"中得到更多启迪,为你们在推动康复服务发展的路上,加添知识、智慧和力量。

序二

杨茂　中央人民政府驻香港特别行政区联络办公室
社会工作部部长

欣闻香港社会服务发展研究中心（简称"社研"）又一力作——"康复社会工作实务系列"丛书即将付梓，谨此表示衷心祝贺！

2007年以来，"社研"因应国家大力发展社会服务和培养社会工作人才需要，大力推动香港与内地社会福利服务交流与合作，派出大批资深香港社工到深圳、东莞、广州等"珠三角"地区开展督导工作，同时为内地民政系统官员和一线社工提供培训服务，培养了大批优秀社工人才，为内地社会服务工作快速发展和社工人才队伍建设做出了突出贡献。然而，有幸接受香港督导"面授机宜"的人数毕竟有限，为扩大影响面，让香港社会福利界的先发优势和资深社工的经验惠及更多内地社工，让更多内地相关政府部门人员更好地了解和借鉴香港社会服务工作经验，"社研"近年适时将香港督导在内地工作的经验汇编成册,连续出版了多部社工专业书籍,反响热烈,广受内地社工专业人士的欢迎。"康复社会工作实务系列"丛书更是"社研"自2013年出版《社会工作实务手册》(中山大学出版社,2013)后又一套较为全面的社工专业手册。该书共7册,由"社研"联合香港不同类型的康复机构共同撰写,聚焦康复社会工作,内容涵盖肢体残疾及慢性疾病、智力残疾成人、精神健康、听力损伤、视力损伤、学前发展障碍儿童康复及康复社会工作基本理论与方法,内容充实,案例丰富。相信该书的出版,将为内地同行学习和了解香港经验提供有益借鉴,必将有利于内地康复领域社会工作的专业化发展。

经过十多年的努力,内地社会工作已取得长足进展,社会工作人才数量大幅增加,但离"建立一支宏大

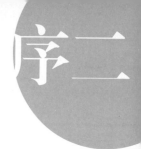

的社会工作人才队伍"的目标还有不小差距。期望"社研"不忘初心,不懈努力,发挥自身优势,继续协助内地培养社工人才,推动开展社会福利事业,不断在理论和实践上为内地社会工作建设添砖加瓦!

序三

邱浩波　社会服务发展研究中心主席

社会服务发展研究中心（以下简称"社研"）一直致力推动内地及本地社会服务发展。"社研"于2007年开始在深圳启动"先行先试"的社工督导计划——"内地社工专业督导计划"，到现时曾接受"社研"香港督导顾问培训的学员已遍布全国。此外，"社研"还在各方面支持内地社工专业发展，所以除督导计划外，"社研"在出版工作上亦投入了不少心力，希望以文字留下宝贵印记。"社研"分别出版《先行先试：深圳社工专业闪亮点》（中山大学出版社，2011年）、《社会工作实务手册》（中山大学出版社，2013年）以及《同心同行：香港顾问及深圳社工机构交汇点》（中山大学出版社，2015年），这些书籍均针对内地社工服务专业发展的需要而出版，深受两地同业的认同。内地发展社工服务已接近10年时间，整体社工发展模式已渐上轨道，近年重点亦逐步走向专项化服务发展轨道。

康复服务在社工专业服务中是一个重要的领域，世界上有10亿残疾人，约占全球人口的15%，其中近2亿受着相当严重的功能困难的困扰。根据统计，2010年，中国内地的残疾人已高达8 502万人。康复人士的社会服务需要实在不容忽视。有鉴于此，"社研"特意筹备"康复社会工作实务系列"丛书。本系列丛书一套7册，《康复社会工作基本理论与方法实务手册》为导读手册，概括介绍残疾的概念、分类和统计、康复社会服务的演进、现时主要康复社会工作以及无障碍环境的配套设施。而其余6本手册则分别深入介绍6大康复社会工作的理论与技巧，包括智力残疾成人、学前发展障碍儿童、视力损伤、肢体残疾与慢性疾病、听力损伤及精神健康这6大领域的康复社会服务。专题手册注重实务经验上的分享。内容除解释致残成因及预防问题外，还重点介绍现时香港该残疾领域所提供的服务及服务成效

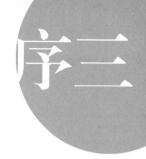

评估方法、社工实务工作手法,并辅以在个案、小组及社区工作上的实务分享。"社研"希望透过这套手册向内地介绍香港康复服务的状况,增进两地业界更多的交流,推进康复服务的创新和发展,令残疾人士及其家属在艰辛而漫长的康复过程中得到更适切的服务。

"社研"特意邀请6间提供优质康复服务的香港社会服务机构撰写专题手册,当中包括扶康会(智力残疾成人康复)、协康会(学前发展障碍儿童康复)、香港盲人辅导会(视力损伤)、香港复康会(肢体残疾与慢性疾病)、香港聋人福利促进会(听力损伤)及新生精神康复会(精神健康)。"社研"感谢这6间香港社会服务机构无私地分享他们在康复领域内的知识及宝贵经验,并派出资深同工参与本套手册的编辑小组工作,令这套手册得以顺利出版。

前言

　　社会服务发展研究中心有鉴于中国内地的社会工作刚刚起步，有关康复服务社会工作的参考资料不多，因此，计划出版一套以残疾人士康复为主题的社会工作实务手册，借此提升中国内地为残疾人士服务的社会工作者的专业水平。本会深感荣幸，获邀编写《智力残疾成人康复社会工作实务手册》部分的内容。

　　扶康会于1977年成立，主要为智力残疾成人提供康复服务。本会以"以求为导"的精神，为智力残疾人士推出了各种适切的服务，包括先后创办临时住宿服务、家居训练、护理院舍及日间训练中心、延展照顾服务等。本实务手册的内容正是本会服务智力残疾成人近40年所累积的经验。

　　众所周知，社会工作不单是讲求理论，而且还是重视实务操作的专业。因此，为提高本实务手册的实用性，我们在编写的过程中力求做到理论与实务并重。除了阐释有关智力残疾成人服务的理论外，还附以例子展示如何实践相关理论及相关操作技巧，希望如此能增加其实用性及参考价值。

本手册由五章内容组成，内容全面而实用。第一章及第二章主要讲述智力残疾的定义和成因、如何鉴别、并发症病及预防方法。第三章介绍香港现时为智力残疾成人提供的服务及其内容与服务成效评估。第四章主要介绍社会工作三大手法如何应用于智力残疾成人服务，包括个案、小组及社区工作。第五章则讲述如何推行智力残疾人士家长工作及宣传工作。

本会期盼此实务手册出版有助于提升中国内地智力残疾成人康复社会工作水平，成为社会工作者、国内高等院校社会工作专业教学和各地社会工作职业培训的参

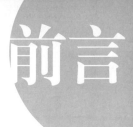

考资料。本人更希望借助此实务手册的出版，吸引更多热心于国家残疾人事业的康复社会工作者加入我们的行列，为国家的社会工作发展及残疾人士的福祉做出自己的贡献。

扶康会总干事

陆慧妍

2017 年夏

目录

第一章 智力残疾的基本概念及成因 / 1

1.1 智力残疾 / 2

1.1.1 智力残疾的定义 / 2

1.1.2 智力残疾的表征 / 2

1.1.3 智力残疾的诊断 / 3

1.2 不同程度智力残疾的特征 / 4

1.2.1 轻度智力残疾的特征 / 4

1.2.2 中度智力残疾的特征 / 6

1.2.3 严重智力残疾的特征 / 7

1.2.4 极度严重智力残疾的特征 / 7

1.3 智力残疾的成因 / 8

1.3.1 先天因素 / 8

　　　　1.3.2　后天因素／9

　　　　1.3.3　环境/社会因素／10

　　1.4　对智力残疾问题的认识与发展／11

　　1.5　评估智力残疾的方法／14

　　　　1.5.1　韦氏儿童智力量表／14

　　　　1.5.2　雷文氏渐进式矩阵／15

　　　　1.5.3　韦氏成人智力量表／15

　　　　1.5.4　测试适应功能的工具／16

　　1.6　智力残疾人口推算／17

第二章　智力残疾与并发症的预防／19

　　2.1　智力残疾与并发症病／20

　　2.2　智力残疾的预防／21

目录

  2.2.1 禁止近亲结婚 / 21

  2.2.2 避免高龄生育 / 22

  2.2.3 注意孕期保健 / 22

  2.2.4 在正规医院分娩 / 22

  2.2.5 做好预防保健工作 / 23

  2.2.6 加强意外伤害防护 / 23

第三章 智力残疾成人康复服务的类别 / 25

 3.1 日间训练服务 / 26

  3.1.1 服务理念 / 26

  3.1.2 服务模式 / 26

  3.1.3 服务内容 / 27

  3.1.4 成效评估 / 29

3.2 住宿服务 / 30

 3.2.1 服务内容 / 31

 3.2.2 选择合适的住宿服务 / 35

 3.2.3 住宿服务成效评估 / 36

3.3 职业复康服务 / 37

 3.3.1 服务理念 / 37

 3.3.2 服务模式 / 38

 3.3.3 服务内容 / 43

3.4 社区支持服务 / 46

 3.4.1 服务理念 / 46

 3.4.2 服务模式 / 47

 3.4.3 服务内容 / 48

目录

第四章 智力残疾成人康复社会工作实务 / 51

4.1 个案工作 / 52

4.2 智力残疾人士性教育小组 / 74

4.3 社区义工服务的推展 / 90

4.4 职业康复服务 / 97

4.5 推动社会共融的社区工作方法
——"香港最佳老友运动"案例 / 101

    4.5.1 社区工作方法的应用及发展 / 101

    4.5.2 "香港最佳老友运动"简介 / 102

    4.5.3 社会共融及需要分析 / 105

    4.5.4 "香港最佳老友运动"的发展 / 109

    4.5.5 过程检讨及成效评估 / 117

4.5.6　总结 / 120

4.6　以人为本的优质住宿服务 / 121

　　4.6.1　生活质量 / 122

　　4.6.2　总结 / 128

4.7　生活流程设计及运作 / 129

　　4.7.1　家居化设施和个别化权利 / 130

　　4.7.2　宿舍日常生活流程设计参考 / 133

　　4.7.3　正常化理念 / 134

　　4.7.4　多元小组活动 / 135

　　4.7.5　社区融合 / 136

第五章　康复服务社会工作的宣传与推广 / 139

　　5.1　基本概念 / 140

5.1.1　宣传与推广的目的 / 140

5.1.2　宣传与推广的对象 / 141

5.1.3　宣传与推广的渠道 / 142

5.1.4　宣传与推广的工具 / 143

5.1.5　宣传与推广的方法 / 144

5.1.6　结语 / 145

5.2　推动家长参与康复社会工作的方法 / 146

5.2.1　引言 / 146

5.2.2　在单位层面成立家长小组 / 148

5.2.3　在家长小组实践"助人自助"的社会工作理念 / 149

5.2.4　成立机构层面的家长会 / 150

5.2.5 机构层面家长会与单位层面家长组之

联系／153

5.2.6 家长参与和服务监察／155

5.2.7 总结／156

参考文献／158

编后语／162

社会服务发展研究中心简介／164

扶康会简介／168

第一章 智力残疾的基本概念及成因

1.1 智力残疾

1.1.1 智力残疾的定义

智力残疾一般被定义为智能发展较一般人的平均水平迟缓。

1.1.2 智力残疾的表征

如果一个人在下列生活技能方面，出现最少两项不足，便可被定义为智力残疾人士

- 沟通。
- 自理。
- 家居生活。
- 社交、人际关系。
- 社区服务的应用。
- 休闲。
- 健康及安全。
- 学术、工作。

1.1.3 智力残疾的诊断

根据美国精神科学会《精神疾病诊断与统计手册》第四次修订版（DSM—4）的标准，若智商低于70（一般人的智商为90～110），而整体能力比同年龄的人显著偏低，便属智力残疾。智力残疾的程度分为：

轻度，智商为50～55至70；

中度，智商为35～40至50～55；

严重，智商为20～25至35～40；

极度严重，智商为20～25以下。

然而，在最新发布的《精神疾病诊断与统计手册》第五版（DSM—5）中，智力残疾的诊断与之前《精神疾病诊断与统计手册》第四版（DSM—4）有所修订。在《精神疾病诊断与统计手册》第五版（DSM—5）中，智力残疾涵括三种类型：

（1）智力功能的障碍，包括逻辑推理、解决问题能力、计划、抽象思考、判断力与学习能力等。

（2）适应能力的缺陷，包括个人独立能力及承担社会责任的能力未能符合成长及社会文化标准。

（3）虽然智力残疾并没有一个具体的年龄标准，但其症状一般在发育期就开始显现了。

在 DSM—5 中，以前版本中使用的诊断术语智力障碍（Mental Retardation），由智力残疾（Intellectual Disability）所替代。

1.2 不同程度智力残疾的特征

DSM—5 强调，不同智力残疾程度的差别并不止在于智力测验的分数，而是体现于个人适应能力的差别。在衡量智力残疾程度的差别时，必须基于以下三个方面，从其应付日常生活任务的能力来加以考察：

（1）概念域，包括语言、阅读、写作、数学、推理能力、知识和工作记忆。

（2）社会领域，指的是同情、社会判断、人际沟通技巧、维持友谊以及类似的能力。

（3）自我管理领域，指的是个人护理、职责、资金管理、娱乐和工作任务。

1.2.1 轻度智力残疾的特征

1. 概念域

在概念层面上，学前儿童可能没有太大分别。到了

智力残疾的基本概念及成因

学龄期,其在学习技能上会出现困难,需要额外的协助去达到同龄学童的抽象思维能力。而其在执行功能方面如对计划的认知能力及在处理情绪方面的能力亦可能相对较弱或会出现功能性障碍。

2. 社会领域

轻度智力残疾的儿童在学前期(0~5岁)可以发展社交及与人沟通的能力,往往要到年纪稍长时才能发现其与正常儿童有所差别。而其在社交方面亦可能较成熟。

在成年期,他们有能力学习社交及职业技能,以维持最低限度的独立生活。若轻度智力残疾人士能从早期开始接受适当的教育和训练,则有机会成功地在社区独立生活。

3. 自我管理领域

在自我照顾能力上,轻度智力残疾儿童可以达至同龄人的表现水平。但在应付较复杂的生活技能,例如煮饭及金钱管理等时,则需要辅导和协助。成年轻度智力残疾人士大多需要学习与工作相关的技巧,其在成家立业方面一般也需要援助。

1.2.2 中度智力残疾的特征

1. 概念域

在整个成长过程中,中度智力残疾人士在概念的掌握能力上明显比同龄人发展得慢。其在成年期,学习技能一般仍停滞在较为初级水平上。一般需要持续性地予以帮助才能去应付日常需要。

2. 社会领域

在学前期,中度智力残疾儿童是有讲话能力并能在社交训练中学习与人沟通的,而且他们可从职业训练方面获益。然而,大多数中度智力残疾者不能理解一些社交提示,在建立友谊上一般也受自身的沟通障碍的影响。

3. 自我管理领域

在适度的监督下,中度智力残疾人士可有一定的自我照顾能力,例如在吃饭及个人卫生方面。在成年期,他们可在庇护工场从事非技术性或半技术性工作,但需要紧密的督导。在遇到压力或挫折时,他们便需要他人介入帮助。有时也可能会出现不恰当行为,但只要多加督导,他们便能适应一般性社交生活。

1.2.3 严重智力残疾的特征

1. 概念域

严重智力残疾人士对概念的掌握能力非常有限，只能明白简单的语言、数字或其他基本概念。

2. 社会领域

严重智力残疾人士的语言能力发展非常有限。他们只能理解简单的口语及手势，但可接受基本的自理技能训练。

3. 自我管理领域

严重智力残疾人士在日常衣、食、住、行方面均需要协助。到成年期，他们则需要在密切的督导下才能够从事简单的工作。

1.2.4 极度严重智力残疾的特征

1. 概念域

极度严重智力残疾人士对于概念的掌握，主要是围绕生理性而非象征性而展开的过程。

2. 社会领域

极度严重智力残疾人士一般仅有非常有限的理解能

力，或只能明白简单的指令。他们通常通过非语言方式表达自己的要求及情绪。在早期阶段，极度严重智力残疾人士只有最低限度的感觉统合能力。

3. 自我管理领域

极度严重智力残疾人士在生活上必须依赖他人照顾，他们只能在高度结构化的环境中及严密督导的条件下才能学会一些简单的自我照顾及沟通技巧。

1.3 智力残疾的成因

引致智力残疾的因素很多，主要可分为先天因素及后天因素两大类。

1.3.1 先天因素

导致智力残疾的先天因素主要有：

（1）染色体异常，遗传因子结合出现问题。

（2）新陈代谢系统出现问题。

（3）近亲结婚或高龄产妇较容易产下智力残疾婴儿。

1.3.2 后天因素

1. 怀孕期

怀孕期母亲患过德国麻疹、腮腺炎、感冒、糖尿病、性病等，或服食过量药物，或错服过药物，如镇静剂、止痛药、避孕丸、含铅或水银的药物，接受过量的X-光照射者。此外，吸食过大量尼古丁、酒精、咖啡因，亦会对胎儿的正常发育造成影响。而母亲营养不良或胎儿在体内未能充分吸收营养、母亲年纪太轻或太老、胎儿受到过剧烈的震荡等，都可能导致孩子智力残疾。

2. 生产期

早产、难产及生产过程中胎儿脑部缺氧，均有机会影响胎儿的脑部发育。

3. 婴儿期

婴儿因病发高烧，患上重感冒、出现百日咳、脑膜炎、麻疹、疟疾、猩红热等传染性疾病，又或婴儿甲状腺失调、大脑痉挛、癫痫症、黄疸病、营养不良、意外受伤，如从高处堕下跌伤脑部或脑部受震荡等，都可能是导致智力残疾的重要原因。

1.3.3　环境/社会因素

各种社会因素，无论是在生产前、生产过程中还是在生产后，许多社会因素都会对认知能力的发展产生负面的影响。其中贫穷可能是最主要的因素，它会衍生出其他诸多直接或间接的社会风险。其在产前的社会风险主要包括母体营养不良和缺乏产前护理等。至于在生产过程中，因无法获得生育保健所应该提供的合适的生产环境、医疗支援和技术支持，对母亲以及婴儿而言，均可能带来很大的风险。至于产后，其在婴儿期和儿童期欠缺充分和适当的环境刺激来帮助其感官、语言和智力的发展，也可能导致智力残疾。例如在落后的地区，很多未受过教育的父母不懂得将孩子送到学校接受教育，让孩子在缺乏学习经验、沟通、认知刺激的环境下成长，显然会大大影响儿童认知能力的发展。而减少各种社会因素的影响，则有赖于全面的家庭支持与社会福利支援。

虽然现代医学对引致智力残疾的原因已有很多研究，但仍存在很多不明原因。

1.4 对智力残疾问题的认识与发展

智力残疾可能会引致认知、语言表达和社会适应等方面的功能性障碍。发现的早晚及对其智力残疾特征的诊断，则取决于导致脑功能障碍的病因、严重程度、父母的意识和认知水平等。其发展过程也受环境（如适当的支援和教育）、病理、遗传因素和其他生理状况（如听觉或视觉障碍、癫痫）的影响。至于后天的智力残疾，则在很多时候是由于儿童在发育阶段感染过脑部疾病（脑膜炎、脑炎）或受过脑外伤而引发。因失去已有的认知能力，患者就可能出现神经认知障碍和智力残疾两种临床症状。

如果智力残疾与遗传基因有关［例如唐氏综合征（Downs Syndrome）］，外观则可能会呈现出某些特征，而这些特征在其出生时便可被诊断。婴儿期智力残疾人士的大小肌肉发展缓慢，与正常婴孩相比，其对外界的刺激可能产生较少反应。至于智力残疾较严重的婴儿，其在各方面的发展，包括在肌肉、语言、认知、生活自理和社会适应能力等方面，都会表现出明显迟缓症状。因此，早在两岁前便可察觉到其智力残疾问题。再者，与遗传基因有关的智力残疾，也可能会有一些与遗传病相关的行为特征出现，例如尼氏乃罕征候群（Lesch-Nyhan Syndrome），便会令父母或医生察觉到他们在智力方面的缺陷。

学龄前的智力残疾儿童，语言发展通常迟缓，表达能力比同龄儿童差，在对一些基本生活技巧和自理能力的掌握方面表现出明显的困难。至于那些没有明显病因的轻度智力残疾儿童，通常要在入学后遇上明显的学习困难时，或当他们在学校开始表现出行为异常问题时才会被察觉。

在学校里，智力残疾儿童在阅读、写作和算术技能方面的学习进度会相对缓慢，其学习能力与其智力残疾的严重程度高度正相关。对于中度至严重智力残疾的学生，教育的重点应放在提升其自理、基本语言、肌肉运动和社交能力上。

到了青春期，他们会逐渐认识到自己与其他人的不同。一方面，在家里他们可能会为自决权而与父母发生冲突。另一方面，他们也会因为自己觉得不如其智力正常的兄弟姐妹而产生挫折感。

青春后期的院校学习，则是为他们外出就业做准备的阶段。处于青少年期的智力残疾人士的工作能力，会

智力残疾的基本概念及成因

因其在沟通能力、身体机能以及情绪行为方面的问题而受到影响。因此，学校除了教授与工作相关的技能外，还应协助他们掌握正确的工作态度以及与人相处的技巧。

虽然智力残疾一般都不会出现进一步恶化的情况，但某些因遗传性疾病而引致的智力残疾，例如雷特氏综合征（Rett Syndrome），会呈现出恶化与稳定交替出现的状况。而患有某些疾病，例如 Sanphillippo Syndrome 的智力残疾人士，其智力则会持续衰退。虽然在儿童期过后，智力残疾将会是永久的缺陷，但智力残疾的严重程度或会随着时间而有所改变。早期和持续的介入被证明是可以提升智力残疾人士的生活能力的，少数案例甚至可颠覆智力残疾的诊断方案。至于成年的智力残疾人士，如有适当的支援和训练，也可能发展其有限的潜能，使他们投入日常活动。

因此，在评估婴幼儿的智力发展时，普遍的做法是在提供适当的介入措施后，再做出智力残疾的诊断。对于年龄较大的儿童或成人，适当地提供支援可能会提升其自我照顾和适应能力。因而智力评估必须确定其所被提升的能力是持久的，是经过学习而掌握的新技巧。在这种情况下，此前所做的智力残疾的诊断可能不再适用。若智力残疾人士需要靠持续性的支援以维持所被提升的能力的话，那么此前对智力残疾的诊断，则仍然是有效的。

1.5 评估智力残疾的方法

智力测验须由接受过专业训练的测验员，通过标准化的智力/智能测验，来对被试者的认知能力做出评估。常用的测验有下述几种。

1.5.1 韦氏儿童智力量表

韦氏儿童智力量表（Wechsler Intelligence Scale for Children，WISC）是被心理学家广泛采用的量表之一，主要用于6～16岁零11个月大的儿童的智力测量。这个量表在由美国韦氏儿童智力量表译为中文后，再对部分题目加以改编。该套测试分为12个部分，其测验程序标准化，目的是制订可量度及可比较的常模。

韦氏儿童智力量表由语文理解、知觉组织及集中专注三个因子构成。不少研究结果支持韦氏的全面智能概念，认为量表的个别分部测验亦可用于测试儿童的某些独特能力。尽管各国的韦氏量表所用语言不同，某些分

第一章 智力残疾的基本概念及成因

部测验所用的知识亦略有不同，但研究显示，各国量表所得出的结果却是大同小异的。

1.5.2　雷文氏渐进式矩阵

雷文氏渐进式矩阵（Raven's Progressive Matrices），是另一个被国际社会认可的智力评核测试。这套测试工具的特点是利用纯图像的形式来测试受试者的智力。由于不涉及文字、语法及计算等元素，所以能通过测量受试者的类比、推理、排列、辨别及逻辑关系能力，来评核他们的智力表现。

1.5.3　韦氏成人智力量表

韦氏成人智力量表（Wechsler Adult Intelligence Scale，WAIS），是一套用于测量16～84岁成人智力的工具，包括语文智商、作业智商、全量表智商以及4种指数分数等几个部分，适用于鉴定成人智力以及诊断智力残疾者、资优者和神经心理学上的损伤者。其内容包括下述两类：

1. 作业分测验

作业分测验包括图画补充、数字符号—替代、图形设计、矩阵推理、连环图系等 5 个正式分测验和两个交替测验（符号寻找与物型配置测验）。

2. 语文分测验

其语文分测验包括词汇、类同、算术、记忆广度、常识、理解等 6 个正式分测验和一个交替测验（数字序列测验）。

除了使用标准化的智力测验外，最新的诊断手册（如 DSM—5）还要求在诊断智力时，测试员必须对受试者的适应功能做出评估。这些必须测试的功能分别是：

1. 概念技能

相关的概念包括阅读、时间、数字以及金钱的使用等。

2. 社交技巧

相关社交技巧包括人际关系、社会责任、遵守社会规则等技巧。

3. 实用生活技能

实用生活技能包括自我照顾、工作技能等。

1.5.4　测试适应功能的工具

用于测试适应功能的工具主要有：

1. 文兰社会成熟量表（Vineland Social Maturity Scale）

2. 独立行为量表（Scales of Independent Behavior）

专业的测验员会评估当事人的需要以决定是否需要或适合做智能评估，一般而言，智能评估的原因如下：

（1）评定受试者是否有智力问题，并需要为他们安排较合适的学校或训练。

（2）评定受试者是否资优儿童，以便为其安排更理想的学习环境。

（3）评定受试者是否有智力或认知问题。

（4）评定受试者是否有脑功能问题。

由此可见，单单为要知道受试者的智商，而无任何临床或健康的理由，或以为智能评估可以改变个人的智力，并不是接受智能评估的理由。

1.6 智力残疾人口推算

智力残疾人士占整体人口的 1%～2%，而比率在不同年龄组别亦有所不同，严重智力残疾人士在每 1 000 人中约有 6 人。

第二章 智力残疾与并发症的预防

2.1 智力残疾与并发症

智力残疾人士，通常可能同时会在精神健康、神经发展及身体功能等方面存在问题。罹患某些疾病（如癫痫、脑瘫、精神病等）的机会，更会比一般人高出3～4倍。由于智力残疾的诊断，不包括排除其他任何疾病的标准。因此，当诊断符合标准时，智力残疾可能与另一种病症共存。例如，当患者的沟通能力远低于智力残疾的严重程度，那么，并发症（Co-morbid Condition）的情况就会出现，即沟通障碍和智力残疾两种病症，同时并存在同一人身上。

并发症的诊断和病情发展，可能会受智力残疾严重程度的影响，而评估过程亦可能随之做出合适的调整。对患者有深入了解的家人或共处者所提供的有关患者的日常生活、情绪和行为方面的资料，对诊断尤为重要。

研究表明，智力残疾人士最常见的医学并发症是癫痫和脑瘫，15%～30%的智力残疾人士，患有这两种疾病。10%～20%的智力残疾人士存在感官问题，如视觉和听觉障碍。

而在精神科方面，最常见的并发症是自闭症谱系的疾病，即在人际互动和沟通能力方面出现障碍。约有26%的智力残疾人士，同时存在自闭症谱系的疾病。除此之外，最常见的并发症还有注意力不能集中/过度活跃症（多动症）、抑郁症、焦虑症、躁郁症、制式行为疾患（Stereotypic Movement Disorder）、冲动控制障碍（Impulse Control Disorder）或神经认知障碍。

约1/5的智力残疾人士，尤其是严重智力残疾人士，会有严重的行为问题，如侵略和破坏性行为，甚至会有自伤和伤害他人的行为出现。

智力残疾的预防

2.2.1　禁止近亲结婚

近亲婚姻容易生出智力残疾儿，这是因为近亲结婚的双方，在遗传基因方面有许多共同之处，其导致隐性致病基因相遇的可能性会大大增加。因此，其子女容易患上包括智力残疾在内的遗传性疾病。有同病家族史智力残疾患者比正常人高得多。有基于此，现代世界各国的法律都禁止近亲结婚，并要求近亲婚姻进行遗传咨询，以便做到优生优育。

2.2.2　避免高龄生育

高龄妇女（一般指 35 岁以上的妇女）的卵细胞在减数分裂时容易因发生障碍而导致染色体畸变，从而增高其生下来的孩子染色体畸变的发生率。所以，妇女要避免高龄怀孕，已怀孕的高龄妇女在怀孕时应进行相应的产前检查（如羊膜腔穿刺术）。

2.2.3　注意孕期保健

禁止妇女在怀孕期间的头 3 个月照射 X 光，特别是照射腹部 X 光，以免胎儿因受辐射影响而使脑发育受阻。怀孕期的母亲应尽可能保持心情愉快，注意营养，戒除烟、酒，预防传染病，防止中毒等，这些措施都能有效防止智力不正常儿童的出生。

2.2.4　在正规医院分娩

孕妇应在医院或门诊部待产，并在医护人员护理下分娩。在设备完善的有氧气和急救设备的医院或卫生所生产，即使分娩时出现特殊情况（如窒息），新生儿因缺氧造成的危害也会大大减少。

2.2.5　做好预防保健工作

做好婴儿的预防保健工作，如加强营养（特别在学龄前期），有助于脑细胞的发育。而定期对婴儿进行体格与智力常规检查，可以尽早发现并矫治儿童异常发展情况。此外，加强早期教育，也有可能使儿童的潜在智慧获得最大限度的发展。

2.2.6　加强意外伤害防护

在照顾婴儿时应防止传染病和中毒等可造成智力损伤的情况发生。防止跌坠，特别注意不要使婴儿头部碰撞硬物，以防头颅外伤或引起脑震荡，影响脑发育。不要随意给婴儿服药，当孩子出现高烧、呕吐、抽风或其他不正常的表现时，应立即带孩子去医院，按医生的处置意见进行治疗。

第二章 智力残疾成人康复服务的类别

3.1 日间训练服务

3.1.1 服务理念

日间训练服务旨在协助智力残疾人士在社区内享有更独立和优质的生活。

3.1.2 服务模式

服务对象为智力残疾人士，年龄在15岁或以上，而且无须长期卧床或接受疗养照顾者。服务时间一般为上午9时至下午5时30分，日间训练服务的人数不等，由1位至65位都有。日间训练服务为智力残疾人士提供日间照顾及训练，并因应他们的能力与程度而编配适合他们的照顾和训练。部分日间训练服务还设有延展照顾计划，为年老或身体转差的智力残疾人士提供活动。申请需经由社工转介至社会福利署康复服务中央转介系统。

3.1.3 服务内容

日间训练服务为智力残疾人士以个别或小组的形式提供日间照顾和训练,让他们掌握日常生活和简单工作的技能,令他们在日常生活中更为独立,以便让他们更全面地融入社群或在有需要的情况下过渡到其他形式的服务或照顾。

日间训练服务的训练模式不断演变,早期的训练项目以机能、感知、自理和沟通为主。后来则侧重于评估智力残疾人士现时及未来的生活需要并提供个别的重要技能发展训练。

近年的训练渐趋多样化,如强调增加"生活经验",以多元化的训练形式和内容,扩阔智力残疾人士的生活体验。更广泛推动展能艺术,让智力残疾人士享受参与艺术活动的乐趣。

另外,因应信息科技发达的便利,日间训练还借助过计算机及其他视像设备作为训练的辅助工具,藉以提升智力残疾人士的学习兴趣。

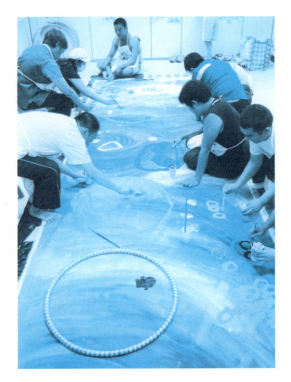

图3-1 展能艺术训练（1）

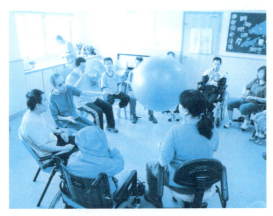

图3-2 展能艺术训练（2）

同时，针对自闭症服务使用者的训练愈来愈普及，训练目标以改善学习障碍、沟通和社交困难为主。此外，随着智力残疾人士的老年化，配合物理治疗的肌能训练亦是日间训练的重要内容之一。

3.1.4　成效评估

根据社会福利署的《津贴及服务协议》及《服务文件》的要求，日间训练服务需符合以下数项成效指标：

（1）全年于日间训练单位的平均入读率达95％。

（2）全年于严重肢体伤残兼智力残疾人士宿舍的平均入读率达95％。

（3）全年于日间训练单位的个别康复计划的达标率达95％。

（4）全年于严重肢体伤残兼智力残疾人士宿舍的个别康复计划的达标率达95％。

（5）每月为每位服务对象提供的平均训练时数为70小时。

（6）每月为每位服务对象提供的平均社交及闲暇活动时数为20小时。

个别康复机构除了以上述6项为成效指标外，亦会以服务对象及照顾者的满意程度为成效指标。除此之外，机构亦会制定年度行动计划，以促进服务对象生活质量并积极融入社会。此外，义工及照顾者的出席及沟通次数、发展新服务、改善服务运作之效率及成效等均可作为成效指标。

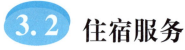 住宿服务

住宿服务是为一些因种种原因不能在家居生活的智力残疾人士而提供的住宿服务。智力残疾成人住宿服务是在一个全面照顾及舒适安全的生活环境里，通过多样化的生活体验，提升服务使用者的生活质量的康复服务。现时香港为智力残疾成人而设的资助住宿服务，以15岁或以上智力残疾人士为服务对象，并且会按所提供的照顾程度而设不同的院舍类别，其分类如下表所示。

表3-1 智力残疾成人住宿服务类别

住宿服务	服务目的	院舍类别
严重残疾人士护理院	为不能受惠于一般日间训练服务的严重智力残疾或严重肢体伤残人士提供家居式住宿服务。这些服务使用者要接受护理和深入起居照顾，但无须疗养院程度的服务	高度照顾

续上表

住宿服务	服务目的	院舍类别
严重智力残疾人士宿舍	为缺乏自我照顾能力,并在起居及护理方面均需照顾的严重智力残疾人士,提供家居式住宿服务	高度照顾
中度智力残疾人士宿舍	为可以自我照顾,但缺乏日常生活技能,不能在社区独立生活的中度智力残疾人士提供家居式住宿服务	中度照顾
辅助宿舍	为那些有能力过半独立生活的智力残疾人士,提供家居式住宿服务,并在日常生活上提供有限度的协助	低度照顾

3.2.1 服务内容

住宿服务除了提供 24 小时的住宿及膳食服务外,更强调智力残疾人士拥有一切基本的人权,故此在服务机构内,他们会受到认同及尊重,机构会让他们做出选择,如衣物、食物及外出活动等,因为选择权及决定权能提升个人的生活质量,机构会在可行的情况下尽量达成他们的心愿。

当智力残疾人士入住宿舍后,他们的大部分时间,甚至下半生的时间都会在服务机构内度过，所以住宿服务一向以服务对象的需求为导向，旨在满足他们各方面的身心所需。服务机构深信每位服务对象都有不同的需要，故此每位服务对象都有一位个案社工，负责跟进该服务对象的所需。而机构内设有照顾助理、康复导师、社工、护士、职业治疗师、物理治疗师及临床心理师等，这个服务团队紧密合作，为每位服务对象设立及推行个别的康复计划，用以提供全面的住宿照顾、健康护理、康复及发展服务，体现以人为本的服务理念。

服务机构相信智力残疾人士有个人的能力及潜能，所以会为每位服务对象设计及推行个别的康复计划，尽力为他们提供学习机会，让他们的才能得以发挥，并且确保他们的价值得到别人的重视。其中有一间辖下有多个服务机构的康复机构，强调推行"一人一体艺"的服务，即按服务对象的兴趣和能力，推动他们参与各项体艺活动，包括远足、钓鱼、打高尔夫球、种植盆栽、健步、展能艺术等。除让他们发挥潜能外，体能运动还能让他们强身健体，延缓老化速度。

住宿服务除了注重舒适美观的家居布置外，更注重服务对象的感受。在机构的宿舍内，员工会以犹如家人及朋友般的爱和真诚来提供服务，为服务对象带来一种居家的温暖感觉。机构职员还会以名字称呼他们，并让

智力残疾成人康复服务的类别

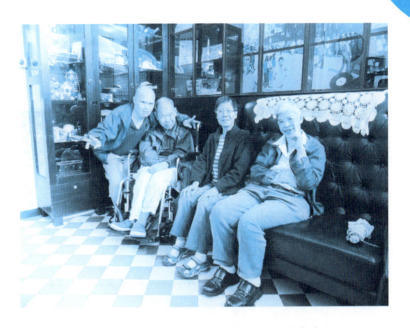

图 3-3　享受住宿服务的智力残疾成人

每名服务对象跟职员配成一对老友，让每位服务对象得到更个别的关注，以此来增加他们表达的机会。

此外，服务机构还致力于协助智力残疾人士融入社会，如让他们参与不同的户外活动，接触不同的社区人士，联系区内的义工或义工团体，定期探访他们。机构亦会组织义务探访活动，包括让智力残疾人士进行独居长者探访及清洁活动等，从而提升社区人士对智力残疾人士的接纳度。

服务机构十分重视与服务对象的家长/家属的合作，

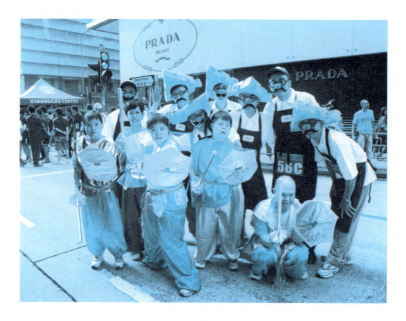

图3-4

为此社工会努力联系双方。因考虑到服务对象一般都会十分挂念他们的家人,故社工会尽力满足服务对象这方面的需要,如安排回家度假、安排家人来家舍探访或通电话(视频通话)等。此外,机构会组织不同的活动,让服务对象跟家人一起共度亲子时光。机构还会举办家长大会等活动,除了让服务对象的家人了解单位运作外,还能收集他们的意见,从而改善服务质量。

智力残疾成人康复服务的类别

3.2.2 选择合适的住宿服务

由 2005 年 1 月 1 日起，所有智力残疾或肢体伤残人士住宿服务的申请人，必须先接受残疾人士住宿服务评估，待确定他们有住宿服务时需要，才可轮候或入住所需的住宿服务机构。经评估确定有住宿服务需要的申请人会根据所匹配的服务类别，纳入轮候册中。至于被评定为没有住宿需要的人士，社工会转介他们接受其他适当的服务，例如日间训练或社区支援服务。日后如因身体转差或家庭环境有变而需要住宿服务的申请人，可要求重新接受评估。

为确保有需要人士可以及早获得服务，香港社会福利署发展了一套"残疾人士住宿服务评估工具"（简称"评估工具"），以确定获转介的残疾人士是否真正需要住宿服务及所需服务的类别。这套工具是由不同专业的人士及家长代表组成的工作小组，经两年努力制订的，过程受立法会福利事务委员会、康复咨询委员会和家长组织中心监察。评估工具在正式使用前，曾经多次测试，证明可靠有效。

自 2005 年 1 月 1 日起，所有智力残疾/肢体伤残人士住宿服务的申请人，必须先接受"残疾人士住宿服务评估机制"（简称"评估机制"）的评估，待确定他们有住宿服务需要时，才可轮候/入住所需的住宿服务机构。

评估机制是一个系统化的多方面评估工具，其主要通过4个评估项目，即护理需要、功能缺损程度、行为问题和家人/照顾者的应付能力，确定接受评估人士的需要。评估机制还会考虑有关残疾人士的家庭支持网络和可供使用的社区资源能否满足其需要。评估结果亦可显示如何因应残疾人士的需要，为其配对相应类别的住宿服务。

评估员须为注册社工，并已完成由社会福利署安排的评估工具使用方法培训课程。所有合资格的评估员皆有一个评估员编号以确定其身份。

3.2.3 住宿服务成效评估

据香港社会福利署的《津贴及服务协议》及《服务文件》的要求，住宿服务需符合两项成效指标。

1. 产出指标（Output Standard）

（1）全年的平均入宿率需达95%。

（2）全年的个别康复计划的达标率需达95%。

诸多服务机构除了根据以上两项指标来评估成效之外，还会以服务对象及照顾者的满意程度为成效指标，这项指标强调为服务使用者提供优质服务，以改善他们的生活质量并促进社会共融。

2. 结果指标（Outcome Standard）

住宿服务不会制订年度行动计划以提升服务对象生活质量并提供其积极融入社会的机会。此外，义工及照顾者的出席及沟通次数、发展新服务、改善服务运作之效率及成效等，均为成效指标。

3.3 职业康复服务

3.3.1 服务理念

职业康复服务的目的是通过不同的工作模式，让残疾人士发挥所长、融入社会并培养其独立工作能力。职业康复服务包括庇护工场、辅助就业服务及残疾人士在职培训计划、社会企业就业等。此服务将循序渐进的训练，视为帮助残疾人士投入社会的桥梁，让他们逐渐增强工作技能、适应能力及社交技巧等，提升他们的自我效能感及生活质量，促进其与社会接轨，进而达至公开就业之目的。

3.3.2 服务模式

1. 工场服务

工场服务是在为残疾人士特别设计的训练环境里，通过多元化工作训练及流动工作模式，提升他们的工作技能，让其适应一般的工作要求并发展社交技巧和处理人际关系的能力，为其日后投身辅助就业或公开就业做准备。

工场按照服务使用者的能力及兴趣，确定不同的工作种类及训练，以适应他们的需要及就业市场的趋势。当下的工作种类大致包括餐饮服务、零售、文书、接待、曲奇饼制作、多媒体拍摄及制作、汽车美容、无土栽培、室外及室内清洁、物流、洗衣、消毒灭虫及包装等。

除了以工场小组模式运作之外，职业康复训练还以个别或流动工作队的模式在工作场所实地进行，其目的是增强服务使用者对真实工作环境的了解及对社区的认识，增加他们与社区人士互动的机会。积极扩阔服务使用者的工作训练面，让他们的技能更适应社会发展的需要，增加他们公开就业的机会，是工场的立足点和出发点。

工场除了注重服务使用者工作技能及社交技巧的训练之外，还格外重视他们全人发展的需要。为此，工场

智力残疾成人康复服务的类别

第三章

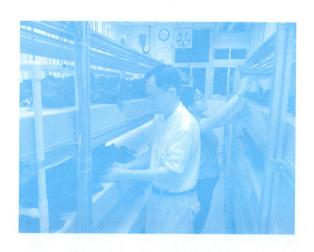

图3-5 无土栽培技术训练

还为他们提供闲暇及适当的体能活动，如合适的球类活动、手工艺兴趣班、摄影及绘画班、舞蹈及舞狮班等，以让服务使用者舒展身心。另外，工场还会组织外出活动，以增加服务使用者参与社会活动的机会。通过与不同团体合作举行义工探访，还增加了服务使用者与社区人士相处及互相认识、相互了解的机会，促进了社会的共融。此外，工场还鼓励服务使用者做义工，为社会上其他有需要的人士提供服务，以增强他们的信心及自我效能感。

2. 辅助就业服务及残疾人士在职培训计划

辅助就业服务的内容主要是协助适合公开就业的残疾人士寻找受聘机会，并为其提供就业支援，以便其在

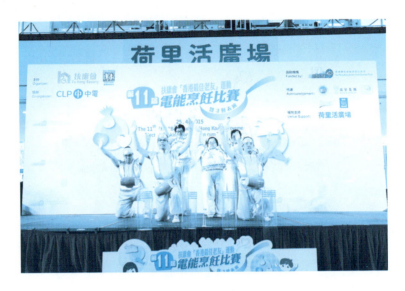

图3-6 服务使用者的才艺表演

公开环境中工作,同时也推动没有聘用残疾人士经验的雇主聘用残疾人士。

  大部分残疾人士均欠缺公开就业的经验或与就业市场脱节。因此,就业服务的侧重点是通过职前培训,强化他们的工作技能、态度、待人接物的技巧,使他们适应工作要求并能处理公开就业的压力。然而,就业市场竞争激烈,残疾人士不仅不易为自己争取到一席位,而且在人力资源市场上残疾雇员常被列作次等的考虑对象。在他们的工作能力常被怀疑的同时,一些雇主还会担心聘请残疾人士会对公司及公司的其他雇员增添压力。通过辅助就业服务的协助,为服务使用者提供职业分析及就业选配，或为他们转介公开就业机会，目的是让他们进入推行关怀弱势社群雇员政策较好的公司工作。在服务使用者正式受聘后，还需为其提供个别跟进协调及引导服务，并在为他们提供情绪及技术支持的同时，协助雇主认识及了解他们的才能及聘用残疾人士的好处，让其增强信心，最终实现双赢。

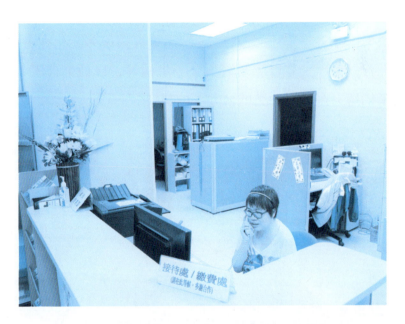

图 3-7　就业服务使用者成功获聘办公室接待员

3. 社会企业

为达致社会目的，香港扶康会所成立的社会企业——"康融服务有限公司"（以下简称"康融"），以商业营销为主要内容，旨在为残疾人士创造更多合适的就业及培训机会，以便让他们在进入激烈竞争的市场就业之前，于较具弹性且气氛融洽的环境中进行适应性工作训练，促进他们发挥潜能并增强信心，从而提升在商业市场就业的能力。"康融"所获的利润，将用以拓展其业务，以便让更多的残疾人士受惠。

为了让残疾人士累积更多实质的工作经验，实现自我增值并贡献于社会，"康融"还积极拓展多元化业务，如营办餐厅、零售店及清洁服务机构等，以便为残疾人士创造更多不同种类的公开就业机会。

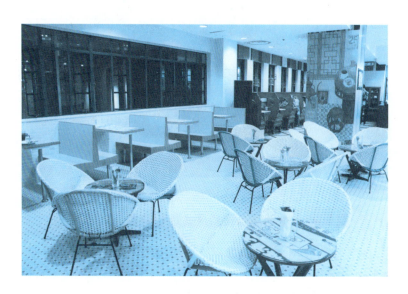

图3-8 "康融"营办的香城茶室

智力残疾成人康复服务的类别

3.3.3 服务内容

工作除了能让我们赚取收入，满足基本生理需要外，还能给我们带来安全感、社交机会和归属感，提升自我效能感及自尊，让我们在实现自我价值的过程中发挥潜能。作为一个充权的过程，职业康复服务可以让残疾人士有效运用自己的权利和能力去决定自己的工作，增强自信心，并在与社会更多的接触中，了解及满足自己的需要，提升自己的生活质量。这一过程更有助于康复者的复元。

社会工作者在残疾人士职业康复服务过程中担当着重要的角色，作为其中或唯一的一个个案管理工作员，社工会以能量取向模式针对不同残疾人士的才能及需要，让他们通过工作，满足不同层次的需要。

除此以外，服务使用者身边的不同系统，包括人和环境对残疾人士的影响是不容忽视的。其中以家属、照顾者及同事和雇主对服务使用者的选择、训练、情绪及行为的影响最为直接。因此，社工需重视与服务使用者家属、住宿服务职员及工作场所的同事及雇主的沟通，以便共同为服务使用者制订合适的工作训练计划，开展训练工作。

1. 工场服务

工场服务旨在通过提供不同程度及多元化的工作机会及训练，让服务使用者熟习每项工作的程序并锻炼相应的工作技能。亦会通过提供不同的体艺训练及闲暇活动，更全面地照顾服务使用者的身心发展需要。因此，社工与工场职员需平衡"生产为本"和"治疗为本"两种康复模式之间的关系，尤其是应立足于服务使用者的个性化需要，让具公开就业潜能及技能的服务使用者在为进入人力资源市场做准备的同时，多接受些社会共融理念的洗礼。

2. 辅助就业服务及残疾人士在职培训计划

辅助就业服务除提供不同的工作技能训练外，更需以教、练、学模式引导服务使用者面对工作的挑战，并需秉持能力为本的理念，提升他们的工作技能及人际交往技巧，协助他们处理工作及生活中的困难，增强他们的自信心及抗逆能力。另外，通过向服务使用者提供实习机会及在职试用计划，让他们熟习实际的工作环境，辅助就业力求以之作为他们公开就业的桥梁。

自然支持模式有助服务使用者更有效地运用社会资源，让他们在工作场所中获得由雇主及同事提供的协助，包括工作上、人际关系上的互动式协助。而社工及导师的角色则需由主导者转变为规划者和引导者，在与服务使用者的雇主及同事的合作中，共同为该服务使用者制订所需的及合适的训练及支援策略。自然支持模式强调社工对服务使用者与环境因素的同时介入，其目的除了提升他们适应环境的能力外，更重要的是运用工作场所内的协助机制，适时帮助他们解决工作中可能面临的问题，让支援得以持续，从而使他们更易融入工作环境，投入工作，同时增进社会人士对残疾人士的认识及接纳。

3. 社会企业

社会企业旨在提供一个较为关怀的公开就业环境，并按个别服务使用者的才能为其安排合适的职位，以增强他们的自信及在工商机构就业的信心，逐步提升他们的工作效能，让他们逐渐适应及面对商业市场的要求。

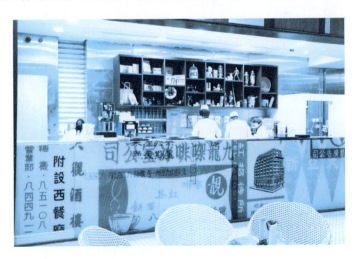

图3-9 提供弹性及较关怀政策及工作环境的香城茶室

3.4 社区支持服务

3.4.1 服务理念

"地区照顾"或"社区照顾"源于1980年代英国学者（A. Walker）的概念，针对当时大型院舍服务封闭而隔离的状况而提出，希望以"社区照顾"的模式改善此种情况。"社区照顾"的模式可以分为两个层面，一是"在社区内接受照顾"（Care in the Community），另一是"由社区负责照顾"（Care by the Community）。"在社区内接受照顾"意即残疾人士通过康复和支援服务，能与家人或独立地在社区中享受个人选择的生活模式；"由社区负责照顾"指社区内不同人士，如家人、朋友、邻舍、义工等，均可成为残疾人士的照顾支援网络，通过他们的协助，让残疾人士能继续投入社区多姿多彩的生活。

香港残疾人士地区支持中心的服务理念是，希望运用两个层面的"社区照顾"模式，一方面按地区内残疾人士的需要设计一系列的康复和支援服务，满足服务使用者的多元需要；另一方面亦积极建立残疾人士的支援网络,通过培训让家人、朋友、邻舍、义工等成为支持残疾人士在地区生活的重要支柱。

3.4.2 服务模式

通过"一站式"服务平台,以个人、小组和社区的介入手法,为区内的残疾人士及/或其家庭提供适切的咨询及支援服务,协助解决他们在生活中遇到的障碍,提升残疾人士的社区生活技能,改善他们的生活质量。

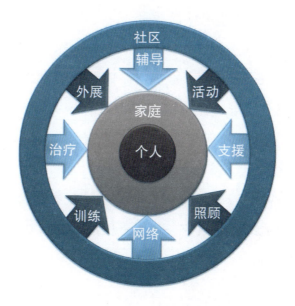

图3-10 残疾人士地区支援服务模式

3.4.3 服务内容

1. 个人及小组训练服务

按个别服务使用者需要提供个别及小组训练安排,强化他们的家居及社区生活技能。

2. 社交闲暇及个人发展服务

为区内残疾人士提供个人发展、兴趣培养、提升个人潜能的活动。同时亦提供社交及闲暇活动,让残疾人士互相认识,以提升生活质量。

3. 照顾者支援

为区内有需要的家庭提供不同形式的小组、家庭活动、讲座及辅导,让照顾者得以减轻压力并获得支持,增强照顾者照顾技巧,从而强化其支援网络。

4. 社区资源及转介服务

为有需要的服务使用者联系社区生活所需的资源,并安排合适的转介服务,让服务使用者纾缓在社区生活所面对的压力。

5. 偶到服务

营造社交及休闲空间,并提供各类设施予残疾人士使用。

6. 专职医疗服务

为有需要的残疾人士提供以下的专职医疗服务：

（1）职业治疗——认知、感知、肌能及自理能力的评估及训练，按需要提供环境评估及改装、制作及安排康复器材，以提升服务使用者的独立能力，确保家居安全并减轻照顾者的辛劳。

（2）物理治疗——为有需要的人士提供评估及治疗。治疗包括肌能训练、电疗、针灸、按摩治疗、胸肺物理治疗等。

（3）临床心理治疗——为有特别需要的服务对象，包括为自闭症人士及具挑战性行为的残疾人士提供评估及治疗服务，处理其行为、情绪问题，并为照顾者提供家庭支持及培训课程，建立照顾者的自信，强化他们的支援网络（此服务须经社工转介）。

7. 义工发展

机构定期招募义工并举办义工培训课程，让有兴趣服务残疾人的人士，学习和掌握服务残疾人士的技巧，并加强彼此的认识及认同。

8. 社区教育工作

在社区内进行宣传及服务推广工作，从而让社区人士多接触及认识残疾人士，以推展社区共融的信念。

9. 照顾服务（见表3-2）

表3-2 照顾服务的对象、时间和内容

照顾服务	服务对象	服务时间	服务内容
假期照顾	6岁以上智力残疾会员	星期六、日及公众假期上午9时至下午5时	于机构内提供照顾服务
学校长假期照顾		特殊学校圣诞节假、农历新年、"复活节"及暑假期间，上午9时至下午5时	
课余照顾		逢星期一至五下午4时至7时（公众假期除外）	
托护服务	6岁以上会员	上午8时至晚上10时（公众假期除外）	提供接送、陪诊、陪同参加活动（一般活动）、短暂照顾
严重残疾人士日间照顾	15~59岁严重智力残疾或严重肢体伤残人士	星期一至星期五上午9时至下午6时（公众假期除外）	于机构内提供护理照顾服务

第四章 智力残疾成人康复社会工作实务

4.1 个案工作

1. 理念

个案工作旨在适应服务使用者的期望、需要和选择，为他们协调并提供适切之服务和支援，以提升他们的生活质量并让他们更独立自主地融入社会。

2. 服务模式

社工及相关专业人士根据服务使用者的个别需要、期望和选择，通过个别康复及发展计划之年度方案，制订他/她拣选的生活体验、训练、活动和支援计划。

计划方案必须简洁、清楚、全面和具体可行，以便机构内各部门职员、服务使用者及其家人和相关人士相互协调和有效落实。

3. 内容（见图4-1）

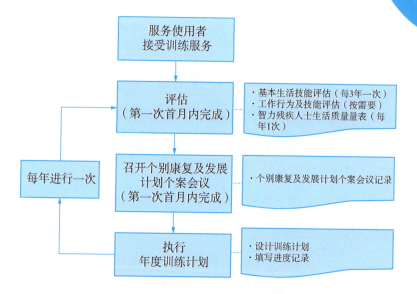

图 4-1 个案训练内容及流程

4. 个案收纳

服务机构在收到经社会福利署康复服务中央转介系统转介之个案后,即按照收纳程序开展收纳工作。

(1) 收到转介:

- 收到社会福利署康复服务中央转介系统交来的申请人资料。

- 服务机构经理初步审阅资料,并须确保所收到的转介个案资料充足、转介机构已填妥社会福利署的申请表及所列明的递交资料。

(2) 进行评估:

- 负责社工初步查核，以确定申请人符合服务机构所订的接受服务条件。
- 负责社工须约见或家访服务使用者及/或其家属/监护人，按照登记表格内容收集所需的资料，并向服务使用者及/或其家属/监护人介绍机构的服务。负责社工须将面见或家访的详情记录在案。
- 若转介个案"符合"该服务机构的条件，社工便可启动收纳程序。
- 若转介个案为"不符合"服务机构条件的，负责社工须在与服务机构经理商讨后，将"拒绝收纳"之建议交上级批核。如对个案收纳有争议，须交由总部讨论决定。
- 所有"拒绝收纳"之转介，服务机构经理须递交相关表格予康复服务中央转介系统，说明申请人不符合接受服务资格的理由，并将表格副本发给转介机构及总部。
- 如申请人不同意服务机构"拒绝收纳"的理由，服务机构经理应向申请人提供申诉渠道。

（3）收纳：

- 负责社工开立申请人的个案档案，将所有转介文件记录在案。
- 负责社工须按社会福利署要求递交所需文件，

交代进度。

- 已完成的登记表格交服务机构经理审阅，再呈交区域经理批核。

- 服务总监批核后，服务机构应尽快安排服务使用者接受健康检查。

- 社工将有关的护理表格及通知书递交转介者/服务使用者及/或其家属/监护人，让其自行安排健康检查。已完成的健康检查报告须交护士审阅。

- 服务使用者健康检查合格后，社工会与服务使用者及/或其家属/监护人商议接受服务的日期。

- 服务机构经理发出接受服务通知，通知申请人及/或其家属正式开始提供服务，并将副本发给转介机构及相关人士。

- 社工于服务使用者接受服务当日或之前与服务使用者及/或其家属、有关职员举行会议，了解服务使用者的生活习惯、能力及特性，并为服务使用者制订不超过3个月之适应计划。在适应期间，社工须与服务使用者家属/监护人/转介社工紧密联络，共同协助服务使用者适应服务机构的环境及所提供的服务。

- 负责社工应在收纳前或服务对象接受服务当日讲解并签署《接受服务同意书》。

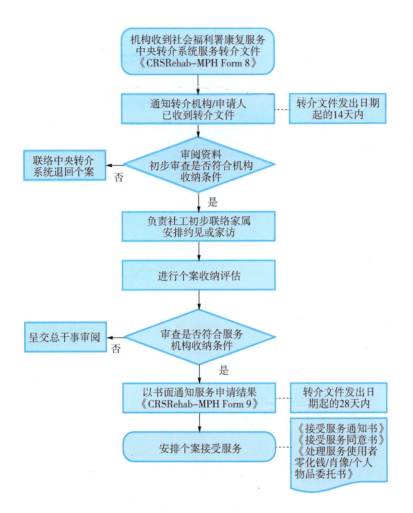

图4-2 转介个案收纳流程

5. 生活经验互动训练

个案训练是因应个别服务使用者的需要、能力及兴趣而订定的。事实上,一套理念明确,强调以人为本,从生活中学习及融入社会的训练方法，更能帮助服务使用者提升生活质量。生活经验互动训练便是一套全面涵括上述要素，用以协助打破智力残疾人士生活经验局限，重新建立人与人之间正向互动关系的康复社会工作方案。

（1）理念：生活经验互动训练，是一项通过生活体验，应用不同的社会工作介入理念及方法，以技能学习为主导的智力残疾人士康复训练服务。

（2）目的：

- 协助服务使用者扩阔生活经验，提升个人能力，促进其融入社会。
- 让他们从中获取更多欢愉的、正面的情绪和生活体验。
- 促进他们与人和环境正向互动，以建立正向行为，提升个人形象，促使其实现自我价值。

（3）方法：

- 应用不同的社会工作介入理念及方法（Means Applying Different Professional Interventions）。
- 通过协助服务使用者扩阔生活经验，熏陶出对人、事物和环境的正向行为表现，从而促使其实现自我，让他们享有更多的社会共融机会。
- 运用有计划的训练策略、多元化的训练内容、切合训练目标的互动训练技巧,全面提升训练效果。

(4)内容:包括设计训练项目、执行训练活动、记录服务使用者的个人训练进度和定期评估训练等。

(5)训练流程(见图4-3)

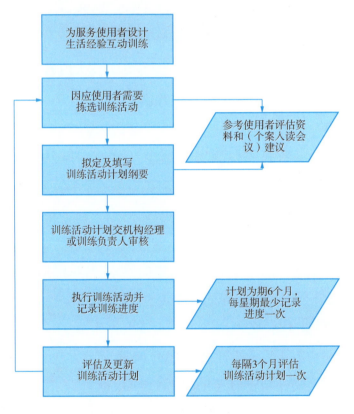

图4-3　生活经验互动训练流程

6. 推行程序

（1）进入机构前期工作：在服务使用者进入机构前，社工须将服务使用者的护理、治疗及相关资料交护士、治疗师等相关人士，以收集不同专业人士的意见并为服务使用者制定不超过3个月之适应计划。此外，还需编写新服务使用者简介，以便让机构内其他员工及早掌握服务使用者在不同范畴内的需要及能力。新服务使用者简介的内容包括，

- 基本资料。
- 健康及医疗方面的情况。
- 自我照顾方面的情况。
- 饮食习惯方面的情况。
- 人际相处（沟通/行为及情绪）方面的情况。
- 闲暇喜好。

（2）个别康复及发展计划：在服务使用者进入机构后，各专业员工须于3个月内完成首份个别康复及发展计划，以便编排服务使用者在机构的训练计划。在拟订个别康复及发展计划前，须先进行评估，以便掌握服务使用者的能力和需要，从而决定推行计划的内容及介入方法。评估的范围包括，

- 基本生活技能评估。
- 《智力残疾人士生活质量量表（香港版）》。

- 《工作行为及技能评估表》。
- 护理、物理治疗、职业治疗等相关评估。

就服务使用者个别康复及发展安排，机构内各专业及相关员工每年最少召开一次会议，就计划内容进行全面检讨，完成后须拟定新一年度的个别康复及发展计划，亦可因应服务使用者的情况和需要于有需要时更新或修订计划。

（3）基本技能评估的实行程序：

- 基本技能评估的目的是，通过基本生活技能评估（Basic Life Skills Scale，BLS），量度成年智力残疾人士在各项基本生活技能方面的现有能力程度，按照个别智力残疾人士的能力提供一个可供参考的康复及发展基本轮廓（Profile），借此为服务使用者设计和安排适合他们现有需要和能力程度的康复和发展项目及各项训练活动。

基本生活技能评估的内容，大致包括以下三个部分。

第一部分　基本生活技能，借以评估服务使用者在生活方面的现有能力，共包含如下7方面的技能——

※　身体机能。

※　感知技能。

※　自理技能。

※ 沟通技能。

※ 社交技能。

※ 社区生活技能。

※ 学习技能。

第二部分　个人/社群行为表现能力，借以评估服务使用者在生活环境中的适应程度、情绪反应及行为表现，共有11个方面的行为表现能力需要进行评估——

※ 个人对生活环境转变的适应。

※ 与他人相处。

※ 合作。

※ 动机。

※ 注意力的长短。

※ 对挫折的忍耐力。

※ 对压力的忍耐力。

※ 活跃程度。

※ 情绪上的成熟程度。

※ 避免不正常行为。

※ 行为的可测性。

第三部分　道德觉醒程度，是评估服务使用者对一般社会道德规范的认知及其适应程度，主要包括，

※ 道德觉醒，即服务使用者对一般社会道德规范的觉醒程度。

※ 道德行为表现，指服务使用者对自己、别人和别人财物的道德行为表现；其所需的道德指导；其在社区内独立生活之能力。

- 应用

※ 新进入机构的服务使用者需于接受服务首月内进行上述基本生活技能第一至三部分的评估，以了解新服务使用者之能力及行为表现，为日后制定个别康复及发展计划提供一个可供参考之轮廓（Profile）。

※ 智力残疾人士（尤其是低中至严重程度的智力残疾人士）的生活技能一般在短期内不可能有明显的转变，所以已经接受服务的旧服务使用者须每隔3年进行一次"基本生活技能——第一至三部分"的评估，借以持续了解及评估他们在能力及行为表现上之转变。

- 评估员须知（评估员包括执行人员、评估员或记录员）：

※ 熟识各个评估项目的内容；用亲切的态度和言语进行评估，以避免引致他们的恐惧感。

※ 熟识各个评分所代表的能力程度，以便可以准确地为服务使用者的生活技能、个人/社群行为表现能力及道德觉醒程度进行评分。

※ 评估时若遇到介乎两个分数之间而难以评定分值的情况，宜向有关的同事搜集有关该服务使用者在平

日的具体表现，并咨询上司意见。

※ 评估员必须经过一段时期（通常是1～3个月）的服务使用者日常生活观察之后，才可为服务使用者进行评分。

※ 避免为服务使用者进行强迫性测试（例如在服务使用者坚持拒绝接受测试时），因为强制测试会影响评分的准确性。

※ 如遇到服务使用者经劝导也坚决拒绝测试的情况，建议职员可于几天内分别为他进行多于一次的测试。或可选择在不同的情境下进行测试，借以减少服务使用者因拒绝测试而影响评分准确性的情形。

※ 评估员应小心避免因对服务使用者的好恶而给予较高或较低之评分。完成评估报告后，须交机构经理或由其委任的训练负责人审核签名，并存放于服务使用者的档案内。

(4)《智力残疾人士生活质量量表》：

- 简介——

※ 若只以基本生活技能评估作为基础去拟定个别康复及发展计划的内容，容易使得训练计划侧重于以技能训练为目标而忽略其他重要的生活领域，如发展人际交往和闲暇生活能力等。故需配合《智力残疾人士生活质量量表（香港版）》的使用，以有效了解服务使用者

的生活经验及改善需要，并提供促进他们生活所需技能的训练和支援服务，提升他们整体生活质量。

※ 生活质量的评估方式主要分为两类，即"主观"和"客观"的评估方式。主观评估是由服务使用者表达他们对生活质量之满意程度和期望。但因大部分低中度至严重智力残疾学员的认知和沟通能力不足，较难表达自己对生活各方面之意见和期望，因此香港扶康会主要采用"客观"的评估方式，让熟识服务使用者之员工或有关人士，以较客观的方式去观察和了解服务使用者的各种生活经验，以便为拟订个别康复及发展计划提供有用的参考资料。

※ 在观察及核对过程中，职员须保持客观的态度，尽量避免个人主观判断。

• 《智力残疾人士生活质量量表（香港版）》的目标——

※ 以客观的方式评估个别服务使用者现时所具有的生活经验，同时了解他们在各个生活经验范围内的需要，为拟订个别康复及发展计划提供有用的参考资料。

※ 务使各机构以服务使用者生活经验评估综合统计资料为参照，决定服务单位须举行的活动（包括日间及晚间）的种类和数量，以达到配合服务使用者发展整体生活经验之需要。

- 《智力残疾人士生活质量量表（香港版）》的应用——

于首月内为新服务使用者进行生活质量评估，其后可每年填写一次《智力残疾人士生活质量量表（香港版）》。

- 评估员须知（评估员包括执行人员、评估员或记录员）——

※ 必须熟识各项核对内容，并以客观的态度填写表格内的各个项目。

※ 填写《智力残疾人士生活质量量表（香港版）》之目的在于收集服务使用者与生活质量相关的资料，供拟订个别康复及发展计划时参考，并非用于评估服务机构的工作成效，故评估员不宜只着眼于所得评估分数。

※ 《智力残疾人士生活质量量表（香港版）》完成后，须交机构经理或委任负责人签署，并存放于服务使用者的训练档案内。

（5）服务使用者工作行为表现评估

- 简介——

※ 为竭力发展智力残疾人士的独立生活技能，更有效地促进服务使用者工作能力的提升，我们在生活技能评估之外，还为服务使用者设计了工作行为表现评估，以便在服务使用者之个别康复及发展计划会议上，

提供更多工作能力方面的参考资料，配合整体发展目标去制订所需职前训练方案，并在有需要时作为转介服务使用者轮候工场服务前的工作能力评估。

※ 工作员按"工作能力发展流程图"，为服务使用者制定发展工作技能的长期整体训练计划。

- 目的——

※ 了解服务使用者现时工作能力状况，为制定个别康复及发展计划提供参考资料。

※ 按服务使用者的能力、需要和期望，制订整体工作技能长期发展目标，包括，

对工作行为表现评估显示不能晋升至工场就业者，可按服务使用者需要提供生活技能训练和支援服务，以提升其独立生活能力。

对工作行为表现评估显示能晋升至工场就业者，按服务使用者能力和需要提供职前训练。

对工作行为表现评估显示其能力已达致晋升工场就业要求者，会安排服务使用者轮候工场服务。

- 应用——

※ 于一个月内为新收纳的服务使用者进行工作行为表现评估，此后每年或按需要进行评估。

※ 工作员为没能轮候工场服务，但职前训练进度符合要求之服务使用者按需要随时进行工作行为表现评

估，以为检讨和修订服务使用者的职前训练计划提供资料。

- 评估员须知（评估员包括执行人员、评估员或记录员）——

※ 须熟悉工作评估的内容及运作程序。

※ 须于服务使用者被收纳入服务机构后一个月内完成工作行为表现评估及此后每年或按需要进行评估。

※ 在日常生活中密切观察及留意服务使用者各项工作能力、兴趣及表现，以便在进行评估前了解服务使用者的各项工作能力状况。

※ 若遇无法观察或不适用于个别服务使用者的工作表现项目，则填写"0"分。

※ 须交机构经理或委任人签名并存放于服务使用者的档案。

（6）个别康复及发展计划进度报告

- 简介——

※ 每年为服务使用者召开个别康复及发展计划个案会议，在会议前总结服务使用者于过往一年在机构或/及宿舍所接受的服务和表现，并做出整体报告。

※ 新收纳的服务使用者于机构接受服务未满一年的，毋须填写此份进度报告。

- 目的——对服务使用者在过去一年中的个别康

复及发展计划的各个项目的成绩，提供综合报告，让相关人士（包括员工和家属/监护人）得知计划进展，同时亦可以用作订定来年个别康复及发展计划的参考。

- 内容——报告内容包括范围、康复及发展项目、目标、进度。
- 应用——评估员于每年召开个别康复及发展计划个案会议前，必须填妥《个别康复及发展计划进度报告》以供会议人士参考并交给服务使用者家人。
- 评估员须知（评估员包括执行人员、评估员或记录员）——

※ 须熟悉报告表的内容及填写须知。

※ 报告表格中的"检讨时段"是指上年度的检讨日期至今年度的检讨日期。

※ 若该"康复及发展项目"未达致所订定之目标，需在"备注"栏内填写未达致目标的原因。

※ 除表格内的"康复及发展项目"，若该服务使用者仍有其他需关注或已经进行的事项，可填于表格内的"备注"栏。

※ 须对照最近一年个别康复及发展计划个案会议中所建议之各项活动，综合填写和汇报。

※ 须参照有关训练范畴内的训练进度记录而书写报告，避免猜想及假设。

※ 须由填写人/服务机构经理或委托人签名后才发给家人。

※ 所有报告均须存入该服务使用者的档案。

(7) 个别康复及发展计划个案会议

- 简介——职员（训练统筹、导师、社工、职业及物理治疗师、护士、临床心理师及其他机构人士）联同服务使用者、家人和其他相关人士进行个别康复及发展计划个案会议，根据服务使用者的需要、期望、能力和可提供的资源等，拟订个别康复及发展计划，并填写《个别康复及发展计划个案会议记录》，供相关人士参阅和落实。

- 目的——个别康复及发展计划不仅是一份简洁、清楚、全面和具体可行的方案，而且也是促进服务单位各部门之职员、服务使用者、其家人和其他相关人士相互协调、有效落实之行动计划书，目的是持续为服务使用者提供连贯性的服务。

- 内容——下表4-1。

表4-1　个别康复及发展计划个案会议内容

会议项目	需填写之内容
个人发展	个人发展是关于服务使用者的教育（包括持续进修）和个人能力（包括技能的学习和实践）的。在回答题目之前，可以先思考以下问题： ■ 学习感兴趣的东西 ■ 学习有助独立的技能 ■ 能够照顾自己 ■ 能够发展自己的兴趣 ■ 获得信息
自我决定	自我决定是关于服务使用者的个人目标、决定和选择的。在回答题目之前，可以先思考以下问题： ■ 自己做出的选择 ■ 自己决定穿什么 ■ 表达自己的想法 ■ 为个人目标和理想而行动
人际关系	人际关系是关于服务使用者的家人、朋友、社交网络和别人对自己的支持的。在回答题目之前，可以先思考以下问题： ■ 与家人或朋友联络或在一起相处的时间 ■ 家人和朋友对自己的尊重和响应 ■ 家人和朋友对自己的支持 ■ 别人对自己的尊重

续上表

会议项目	需填写之内容
社会融合	社会融合是关于服务使用者在社区中的融入和参与、所扮演的角色和从社区中得到的支持的。在回答题目之前，可以先思考以下问题： ■ 参加的社区活动 ■ 与邻居的接触 ■ 从社区得到别人的帮助
权利	权利是关于服务使用者的人权（尊重、尊严、平等）和在法律上的权利（公民、使用和公平待遇的权利）的。在回答题目之前，可以先思考以下问题： ■ 个人的隐私权和自己生活的权利 ■ 身边的人如何对待自己 ■ 可以表达自己的想法和被聆听的机会 ■ 拥有宠物的权利 ■ 拥有自己家锁匙的权利
情感福祉	情感福祉是关于服务使用者的满足情况、自我概念和对于自己的生活感到没有压力的。在回答题目之前，可以先思考以下问题： ■ 用什么形容词表达自己的感受； ■ 大部分时间置身的地方有没有危险因素； ■ 对某些事情感到忧虑或非常关注吗？是什么事情； ■ 身处的环境有多稳定和确定

续上表

会议项目	需填写之内容
身体福祉	身体福祉是关于服务使用者的健康和自己的健康护理、营养、自理技能、活动和娱乐消遣的。在回答题目之前，可以先思考以下问题： ■ 有精力参与体育活动吗 ■ 会否为了避免体重增加而吃少些 ■ 参与过娱乐消遣活动吗
物质福祉	物质福祉是关于服务使用者的财政状况、就业情况、生活安排和个人物品的。在回答题目之前，可以先思考以下问题： ■ 每月薪金是多少 ■ 有很重要的个人财物吗 ■ 有没有有薪工作 ■ 上年有没有因财政困难而买不起自己想买的东西

- 应用——

※ 经常性个案检讨会议。经常性的个案检讨会议必须于服务使用者第一次个案会议后12个月内及随后每年召开。

※ 临时性个案检讨会议。如在下一次检讨会议日期前，需要对服务使用者的个别康复及发展计划作重大的检讨或修改，或检讨整体目标，可要求安排各部门召

智力残疾成人康复社会工作实务

开临时个案检讨会议。

- 评估员须知（评估员包括执行人员、评估员或记录员）——

※ 须熟悉整个会议的讨论程序及内容。

※ 主席，由服务机构经理或委派人选任（服务机构助理经理、社工及职业/物理治疗师）。

※ 主席需于约1个月前通知及协调各部门成员出席会议。

※ 主席在开会前需收集服务使用者之相关资料，如：

基本生活技能评估；

《智力残疾人士生活质量量表（香港版）》；

工作行为及技能评估；

个别康复及发展计划进度报告；

上年度的个别康复及发展计划会议记录；

职业/物理治疗个案年度总结（由有关专业人员提供）；

健康记录（由有关专业人员提供）。

※ 会议后的1个月内须完成书写及审核会议记录，并分发给家人及有关部门职员等。

※ 各部门职员须于本年度按照会议记录之康复及发展计划之建议执行。于此会议中协定的"整体目标"

"康复及发展项目"及排列"优先次序"等，由各部门职员跟进执行，任何职员不可对共同协定的"整体目标"擅自做出修改或删减。如因服务使用者的需要而需要增删或终止某项"康复及发展项目"的，必须事前征得机构经理的同意。

4.2 智力残疾人士性教育小组

1. 性教育对智力残疾人士的意义

对于为智力残疾人士推行性教育，一直以来，都存有很多的见解。有些人认为性教育会助长他们对性的幻想，也有些人认为智力残疾人士根本没有进行此项学习的需要。

事实上，一些文献显示，性教育对智力残疾人士是非常重要的（社会福利署临床心理服务科，2002）。受智力残疾人士能力的限制，他们很难分辨社会上所提供的性教育资讯的真伪。因此，为智力残疾人士提供正确的性教育，可以让他们认识自己的身体、生理及心理现象，从而接纳自己，建立自信。此外，性教育还可以使他们免受侵害并促使他们建立为社会所接纳的行为方式，以更容易融入社会。

2. 为智力残疾人士提供性教育的原则

由于受智力的限制，所以，同工在为智力残疾人士实施性教育时应坚守表4-2中的几个原则。

表4-2　为智力残疾人士提供性教育的原则

态度 （A：Attitude）	• 接受智力残疾人士与普通人一样都有性需要的观念 • 坦诚、友善、开明及自然 • 不必视性教育为禁忌 • 反省个人价值观，避免将个人判断强加于他人身上
技巧 （S：Skill）	• 运用一般及合适的用语、文字来讲解 • 可个别辅导、小组、生活体验及实地指导 • 多元化教材，包括图片、模型、实物、布娃娃、视频录像 • 灵活多变的方法，如鼓励发问、讨论、示范、角色扮演及处境实习
知识 （K：Knowledge）	• 建立正确认知，包括多从书籍、相关团体学习及与人讨论，掌握最新及正确的性教育知识 • 多与服务使用者接触，以明白他们的困惑、担心，从而为他们提供合适及正确的性知识

3. 性教育的定义

狭义来看，性教育是纯生理层面的，只集中在人的生理变化、生命起源、家庭计划等方面。而在广义上，除了生理层面外，性教育还包括心理层面及社会层面，比如伦理道德、社会文化和历史方面（香港家庭计划指导会，2014）。

4. 建议小组目标

（1）增强及改善组员的个人卫生自理能力。

（2）改善人际交往技巧，建立与人相处的正确方法，从而懂得自我保护。

5. 建议内容

（1）小组成员——轻度至中度智力残疾人士，有基本的接受及语言沟通能力。

（2）小组人数——8人（男女各占一半）。

（3）招募方式——工作员邀请；服务对象通过宣传资料报名。

（4）小组节数——10节（内容见表4-3、表4-4、表4-5、表4-6、表4-7、表4-8、表4-9、表4-10、表4-11、表4-12）。

（5）小组时间——60分钟。

表4-3 性教育小组第一节 自我认识

内容	目标	推行方法
1. 互相认识	让组员之间有基本认识	工作员邀请组员作简单自我介绍
2. 订立小组规则	让组员知道参与小组时应负的责任以及保守秘密的原则	工作员鼓励组员讲出小组应有的规则,然后再作补充。之后,将规则内容记录于卡纸上
3. 简介小组内容	让组员知道小组的基本内容	由工作员简介小组的目的及内容
4. 分享彼此的兴趣	以轻松方法,让组员做热身活动以认识自己	从杂志中找出一些自己喜欢的东西,然后贴在画册簿内
5. 记录身体的特征及其他与自己有关的资料	让组员对自己有进一步的认识,而且亦可以通过分享,了解别人与自己的异同之处(如身高、体重、外形、容貌等)	量度身高、体重,另从图片中找出与自己有关的物件,将资料记录及张贴在画册簿内。然后与组员分享彼此的异同之处
6. 分享	评估组员对本节内容的了解程度,并检讨需改善的地方	组员分享对本节小组的体会

表4-4　性教育小组第二节　仪容与卫生（1）

内容	目标	推行方法
1. 内容重温	温习上一节的内容，加深组员的认知	由工作员用画册簿，引领组员分享第一节所学习的内容
2. 分享个人卫生习惯	了解组员的基本个人卫生习惯	工作员介绍基本的个人清洁用品（如沐浴露、洗头水、洗面乳、牙膏、牙线、止汗剂等），并引导组员分享他们使用清洁用品的情况
3. 建立正确的卫生习惯	进一步向组员介绍一些保持仪容及个人卫生的用品	除以上基本个人清洁用品外，工作员再从仪容方面，介绍其他用品，如发饰、梳、镜、唇膏、剃须器等。通过对这些用品功能的介绍，与组员交流如何整理个人的仪容。然后与组员订立良好卫生习惯（如沐浴、洗头、刷牙），并在下一节分享

续上表

内容	目标	推行方法
4. 分享	评估组员对本节内容的了解程度，并检讨需改善的地方	组员分享对本节小组的体会。另外，工作员预告下次会与组员外出购买清洁或化妆用品

表4-5　性教育小组第三节　仪容与卫生（2）

内容	目标	推行方法
1. 内容重温	温习上一节的内容，加深组员的认知	工作员与组员分享，简略回顾上一节内容，并向组员提问
2. 简介外出购物需注意的事项	让组员学习外出时应有的礼仪	工作员提示组员外出时要保持安静，不要独自离队。在公众场所要礼让，如在超市狭窄的通道遇上别人用手推车，可以先站在一旁让别人先走过。购物后，要排队付款
3. 分享购买的物品	了解组员购买该卫生用品的原因	工作员邀请组员讲解所购买的物品可以如何用于整理个人卫生及仪容

续上表

内容	目标	推行方法
4. 分享过去一星期处理个人卫生的情况	了解组员是否可以建立良好的卫生习惯	与组员分享过去一星期的卫生记录，鼓励组员继续努力，保持良好的卫生习惯
5. 最喜爱人物选举	让组员知道，有良好的卫生习惯及仪容，会更令人愿意接近	按照仪容卫生指标，邀请组员选出所喜爱的人物，并由工作员总结受喜爱人物的卫生及仪容特质，鼓励组员尝试学习
6. 分享	评估组员对本节内容的了解程度，并检讨需改善的地方	工作员就本节内容进行简单总结及提问

表4-6 性教育小组第四节 男女有别（1）

内容	目标	推行方法
1. 内容重温	温习上一节的内容，加深组员的认知	工作员与组员分享，简略回顾上一节内容，并向组员提问
2. 身体结构	让组员对身体结构有基本的认识	利用图片与组员讨论它们的功能，如五官、四肢、皮肤、毛发等

续上表

内容	目标	推行方法
3. 青春期前后身体的变化	让组员知道青春期前后的变化，明白这些变化是每个人必经的过程	工作员简介青春期前后的变化，如身高、体重、声音、毛发，并与组员分享他们的经验
4. 保护自己身体的隐私部位	教导组员学习如何保护自己的身体	工作员以布娃娃，向组员展示身体的隐私部位，并与组员分享要如何去保护，如穿着合适的衣服，不可随便让人触摸
5. 分享	评估组员对本节内容的了解程度，并检讨需改善的地方	工作员就本节内容进行简单总结及提问，并预告下一节会将男女组员分开开展活动

表4-7　性教育小组第五节　男女有别（2）

（本节会将男女组员分开进行）

内容	目标	推行方法
1. 内容重温	温习上一节的内容，加深组员的认知	工作员与组员分享，简略回顾上一节内容，并向组员提问

续上表

内容	目标	推行方法
2. 青春期后的身体变化	让组员知道自己在青春期后身体的变化	工作员以模型及布娃娃展示男/女在青春期前后的变化
3. 青春期后性器官及生理变化	让组员明白自己在青春期后的变化	工作员与女组员分享青春期的变化（性器官、月经、体毛）；工作员与男组员分享青春期前后的变化（性器官、体毛、梦遗）；工作员与男组员分享梦遗的清洁卫生、性器官的卫生
4. 分享	评估组员对本节内容的了解程度，并检讨需改善的地方	工作员就本节内容进行简单总结及提问

表4-8　性教育小组第六节　青春期卫生

（本节会将男女组员分开进行）

内容	目标	推行方法
1. 内容重温	温习上一节的内容，加深组员的认知	工作员与组员分享，简略回顾上一节内容，并向组员提问

续上表

内容	目标	推行方法
2. 青春期可能遇到的情况	为组员提供心理支持，让彼此知道青春期出现的情况是十分常见的	工作员先作个人分享，然后再鼓励组员分享
3. 青春期的卫生及仪容处理	教导组员处理青春期的个人卫生及仪容	1. 工作员与女组员分享个人卫生处置方法： • 以图像解释月经的成因，再以实物（卫生巾）讲解正确的使用方法以及月经时应注意的一些个人卫生事项 • 暗疮的清洁及护理 • 胸围的选购及配戴 • 自慰的清洁 2. 工作员与男组员分享个人卫生处置方法： • 梦遗现象及清洁卫生 • 性器官的卫生 • 暗疮的清洁及护理 • 自慰的清洁

续上表

内容	目标	推行方法
4. 分享	评估组员对本节内容的了解程度,并检讨需改善的地方	工作员就本节内容进行简单总结及提问

表4-9　性教育小组第七节　相处之道

内容	目标	推行方法
1. 内容重温	温习上一节的内容,加深组员的认知	工作员与组员分享,简略回顾上一节内容,并向组员提问
2. 社交圈	向组员介绍社交圈中不同人物的社交距离	工作员以"社交圈"来讲解不同的关系,应保持怎样的社交距离
3. "亲密"关系	让组员知道不同亲密程度的家人、朋友,在社交距离方面会有所不同	以配对游戏,邀请组员分享与不同人的社交距离,并分享错配社交距离时会有什么感觉及结果
4. 与朋友、家人的相处方法	教导组员应如何与家人、朋友相处	通过角色扮演游戏,教导组员在面对冲突、不满、不快时可以用什么方法回应

续上表

内容	目标	推行方法
5. 分享	评估组员对本节内容的了解程度，并检讨需改善的地方	工作员就本节内容进行简单总结及提问

表4-10 性教育小组第八节 男朋友、女朋友

内容	目标	推行方法
1. 内容重温	温习上一节的内容，加深组员的认知	工作员与组员分享，简略回顾上一节内容，并向组员提问
2. 普通朋友与男女朋友	让组员知道情侣与普通朋友的区别	工作员以不同场景/电视的片段，向组员介绍普通朋友与恋人之间的不同接触，再让组员投票选出哪些行为只有男女朋友才可以进行
3. 拒绝不舒服/不合理要求	教导组员拒绝不舒服/不合理要求	工作员以图卡与组员分享什么是不舒服的感觉，并以一些情境与组员讨论可以如何拒绝不合理要求（如性接触、接吻、拍摄裸照等）

续上表

内容	目标	推行方法
4. 分享	评估组员对本节内容的了解程度，并检讨需改善的地方	工作员就本节内容进行简单总结及提问

表4-11　性教育小组第九节　自我保护

内容	目标	推行方法
1. 内容重温	温习上一节的内容，加深组员的认知	工作员与组员分享，简略回顾上一节内容，并向组员提问
2. 何谓身体接触	让组员知道什么是恰当及不恰当的身体接触	工作员让组员先有触摸的感觉，再与他们分辨哪些接触是可接受的，哪些是不可接受的
3. 认识及预防性侵犯	教导组员分辨什么是性侵犯及预防	工作员用图片简介什么是性侵犯，然后以家庭计划会的资料，与组员进行互动游戏，教导他们如何预防性侵犯
4. 遇上与性有关的要求时的处理	教导组员如何避免受侵犯	工作员以家庭计划会的资料，向组员讲解在不同情况下做出合理回应以免受侵犯的方法

续上表

内容	目标	推行方法
5. 分享	评估组员对本节内容的了解程度，并检讨需改善的地方	工作员就本节内容进行简单总结及提问。同时，向组员预告下次是最后一次小组，会进行内容重温

表4-12　性教育小组第十节　小组重温

内容	目标	推行方法
1. 内容重温	温习上一节的内容，加深组员的认知	工作员与组员分享，简略回顾上一节内容，并向组员提问
2. 回顾小组的目标及内容	加深组员对小组的认识	工作员以不同资料（相片、布娃娃、图片、画册簿等）与组员重温小组的所有内容
3. 组员对小组所学知识的了解	评估组员对小组内容的理解情况	工作员以提示方式，鼓励组员轮流分享在小组活动中最深刻的内容以及什么知识对自己最有帮助
4. 将所学习的知识、习惯融入日常生活	鼓励组员将小组所获得的知识持续实践在生活中	工作员与组员将希望实践的项目，记录在画册簿上

续上表

内容	目标	推行方法
5. 分享及总结	小组的总结	工作员与组员分享对小组的感受，并以不同方式，如画画、图片或文字将它记录在画册簿上

注：每节小组会拍照，并将照片张贴在画册簿上，以记录小组的内容。

6. 小组注意事项

（1）组员的特质。鼓励将具有不同能力的智力残疾人士混合编组，开展性教育小组活动，如将缺乏言语能力者及听力损伤者混合编组。然而，若工作员带领这类小组的经验不太丰富的话，可先考虑邀请能力相当的服务使用者参与，这样更容易处理小组活动中可能出现的情况。由于有分开进行小组活动的机会，所以人数不能太少，以8位组员（男女各占一半）较为理想，而且男女比例应均衡，以各半为宜。

（2）家人的支持与配合。在传统中国人的一般观念中，对于性教育的态度依然是相当保守的。因此，工作员在设计小组内容时，不妨多了解组员家人的意向及立场，如合适的话，可作参考。此外，还应该就活动的目标、内容问题，与其家人多交流，以减少他们的担心。

（3）环境设计。可设计一个较为轻松及舒服的环境开展活动，如情况许可，可以让组员坐在地上，以拉近彼此的距离。如能够提供坐垫等，则可以令组员感觉更舒适，从而减少局促感。另外，亦需注意空间的私密度，避免在小组活动时，有其他不相关人士进出，给组员造成影响及尴尬。

（4）小组材料。受智力残疾人士智力的限制，在开展小组活动时，应避免只用"说教"方式传递信息。建议利用多元化的教材，包括以不同的用具及媒介作为活动教材，如布娃娃、光碟、图片、画像、图卡等。

（5）小组内容。性教育所涉及的内容十分广泛，其在总体上可包括生理、心理、社会、伦理道德等。因而，在工作员设计小组内容时，应尽可能留意当时的社会气候、社会文化。同时，若机构对性教育有清楚的立场及原则，工作员也应小心地将其考虑在内。在小组活动时，要以正确的词汇传递相关的知识及技巧，以尽可能避免模棱两可及让组员接收错误信息。

（6）推行人员的准备。在推行性教育时，无可避免地会有涉及性的用词，工作员要调适好自己的心态，并清楚个人的接纳程度及底线。如果在心理上未做好准备，便不宜勉强去推行。另外，工作员亦要紧跟时代的变化，在知识及技巧方面做好储备。

（7）时间运用及内容安排。由于智力残疾人士在专注方面的能力较弱，小组活动的时间不宜过长。一般而言，在一个小时内为宜，或在活动中途安排小憩。在内容方面，则建议每一节的内容只集中在一个问题上，不宜在一节内传输多个主题的信息，以免造成混乱。

7. 挑战与困难

（1）虽然社会对性教育的态度已较从前更为开放和接纳，然而很多人对于智力残疾人士性教育仍持很大程度的保留意见。因此，在推行上可能会遇到很大的阻力。

（2）由于社会资源未能提供适当支援，推行性教育时通常会遇到一些常见问题，如因工作员有意无意地回避对与智力残疾人士组织家庭及生育相关问题的讨论，而最终导致小组活动在内容方面未能真正切合组员的需要。

4.3 社区义工服务的推展

1. 简介

义工们通过参与不同的活动、服务、培训以及社区教育等，有助于促进智力残疾人士与社区的沟通和联系，以提升为服务使用者提供服务的水平。通过共融活动，不仅可以促进义工的个人发展，而且可以丰富义工的生活体验，在强化义工互助互爱、合作学习精神的前提下，积极投入和谐关怀的社区建设过程。下面将以"扶康屯元之友"为例，简要介绍社工立足于社区，推展义工服务的工作方法。

"扶康屯元之友"成立于2003年，是一支由屯门及元朗的社区人士组成的义工队伍，专为香港扶康会于屯门及元朗区的6间服务机构提供义工服务。至目前为止，该义工组织的人数已接近150人，自其成立以来，该组织的义工们便一直积极协助相关服务机构筹划各种活

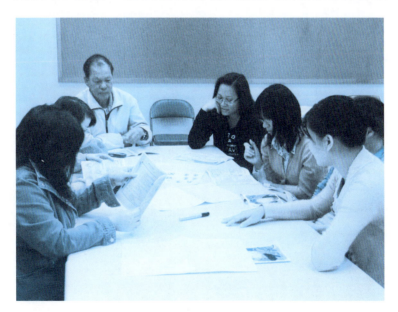

图4-4 "屯元之友"培训

动。其所在社区每年都会举办"义工嘉许礼"活动，以表扬义工的努力。在2015年度，义工为该区服务的时数达6 500小时之多。

2. 理念

以往义务工作的计划都比较单向，基本是侧重于让义工去服务弱势群体或机构本身的服务对象，强调义工对服务对象的接纳与付出，较少关注双向受益问题，久而久之，比较容易让义工失去热忱并欠缺动力。同时，这种工作理念和模式，容易让弱势群体蔑视社会和义工的贡献与关怀。

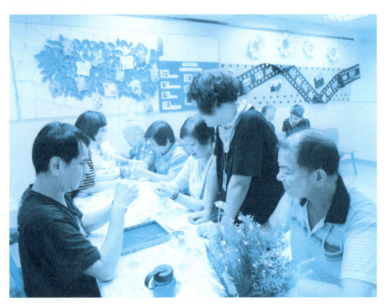

图4-5 "屯元之友"开放日

"扶康屯元之友"义工发展计划，是贯彻社区工作之理念（Barkclay，1982），关联及维系社区支援网络，以便让香港扶康会在屯门、元朗两区的服务对象，得到积极有效的社会照顾，从而实现互助关爱社区建设目标的义工服务推展方案。

通过"扶康屯元之友"义工发展计划，我们希望能够招募更多社区人士参与义务工作，借助各种服务及活动，达致促进社区人士与智力残疾人士共建关爱共融之和谐关系的效果。

3. 模式

（1）各服务机构成立义工核心小组（Core Group），义工可以自由选定所属服务机构，服务机构每两个月举行一次义工聚会，以增强义工对服务机构的参与度及凝聚力。

（2）服务单位自行制订会议议程，商讨配合单位发展的计划。

（3）机构需要制订义工工作进度表与会议时间表，以便"扶康屯元之友"支援小组了解各机构的工作进展。

（4）义工虽然各有所属服务机构，但他们也可以自由参加其他机构的义工活动。

4. 内容

（1）屯元区每年举办一次义工招募活动，分别在屯门及天水围区内设街站进行招募。

（2）完成招募后，举办义工培训初级班，由区内不同专业的资深员工负责指导，目的是让义工了解机构服务和残疾人士。

（3）义工深造班每两年举行一次，对象是参加了初级班并依然参与区内服务的义工，目的是强化义工对康复服务概念的认识，提升其工作技能。

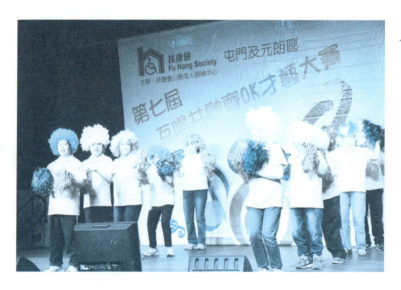

图4-6 "屯元之友"乐共融

表4-13 "扶康屯元之友"义工初级班课程内容

课堂	内容
第一堂	• 认识扶康会的理念及价值观 • 认识及了解智力残疾人士的特性 • 介绍屯门、元朗区的服务机构
第二堂	• 带领小组的技巧 • 活动程序及设计
第三堂	• 推轮椅技巧 • 照顾智力残疾人士的技巧 • 与智力残疾人士相处的技巧
第四堂	• 义工工作须知 • 设计实习活动
第五堂	• 参观扶康会屯门元朗区服务机构
第六堂	• 实习活动（一）："小组活动" • 实习活动（二）："社区教育摊位游戏活动" • 实习活动（三）："圣诞探访活动" • 课程检讨

表4-14 "扶康屯元之友"义工深造班培训课程内容

课堂	内容
第一堂	• 可通过分享、讨论、辩论及角色扮演等形式，由有经验及资深义工，展现义工服务的精神、意义及应持的态度 • 义工工作安全须知 （讲者：义务工作发展局——义工培训及拓展中心

续上表

课堂	内容
第二堂	深化照顾残疾人士的技巧（如喂食、搬扶等）
第三堂	• 扶康会香港"最佳老友运动"课题 • 实习活动讨论——日营活动下午环节（爱心嘉许活动）
第四堂	日营活动简介会
第五堂	日营活动： • 上午，互相认识、合作游戏 • 下午，爱心嘉许活动

5. 维系工作

（1）义工培训完成后，可以因应个人喜好自行选择服务机构。

（2）机构自组义工组以联系各自的义工，建议义工每两个月到机构举行一次会议或聚会（自选形式），以增加义工与机构的联系。聚会还可提升义工之间及义工与机构职员之间的沟通，从而提升凝聚力及团队合作精神。

4.4 职业康复服务

1. 流程法（The Process Approach）

职业康复服务之目的，是因应残疾人士的情况，通过各种治疗及支援方法去提升残疾人士的工作能力，借此增加他们重返工作的机会（陈智轩，2000）。以下我们将简单介绍职业康复服务的流程，希望能令各位对职业康复服务建立基本认识。职业康复服务采用的是所谓流程方法，即逐步将残疾人士引入一个治疗及支援流程。

职业康复服务的流程包括,

- 个案面询（Interview）。
- 功能性能力评估（Functional Capacity Evaluation）。
- 工作需要分析（Job Demand Analysis）。
- 工作重整及能力强化（Work Reconditioning and Hardening）、就业选配。
- 工作调整或工序再设计、再培训、在职跟进及培训等。

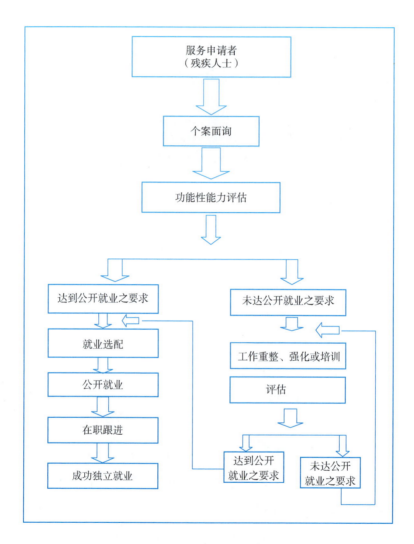

图4-7 职业康复服务流程

2. 个案面询（Interview）

此乃个案与康复服务人员的初次接触，由专业社工及职业治疗师负责接见。安排面询的目的，是希望取得有关个案的资料，主要包括工作、病历、家庭、社交背景以及双方对服务的期望等。在面谈时，治疗师亦会讲解机构所提供的康复服务及当事人的角色，使双方建立信任并增加了解。

3. 功能性能力评估（Functional Capacity Evaluation）

通过不同评估方式，替个案设定功能及行为资料，范围包括工作习惯、仪容、仪表、与人相处、工作表现、身体机能、心理、情绪及工作环境等。有关评估将提供一个基础，以决定服务使用者是否需要接受再培训或是否可以直接公开就业。

4. 工作需求分析（Job Demand Analysis）

工作需求分析是一项系统之方法，用以观察、分析某项工作所要求的条件，其目的如下：

（1）系统地逐次分析每一特定工序。

（2）找出该工作的独特要求。

（3）寻找出一切影响人体功效之问题，从人体功效学角度去改良工作方法、工作地点，并协助服务使用者更有效及更安全地完成工作。

（4）分析改良工具、仪器、工作方法和地点安排之必要性，从而令服务使用者的工作更安全、更有效率及更有成果。

5. 工作重整及强化（Work Reconditioning and Hardening）

根据美国职业康复协会（American Occupational Therapy Association）1986年之定义，职业治疗师所提供之工作强化项目，为一个工作主导及强化之项目，服务使用者须在模拟或实际之环境中，进行有系统的训练，循序渐进地增强其心理、机能及情绪控制能力，从而提升服务使用者的耐力、平均产量及工作积极性，最终达成提升残疾人士工作能力之目标。在他们掌握基本能力后，再加入工作能力强化训练，集中于提升他们的工作能力，而这些训练是因应个别工作的需求而设计的。例如对于从事搬运工作的人，训练会集中于强化其体能和搬运技巧；对于从事办公室工作的人，训练则集中于锻炼其组织力及集中力。

第四章 智力残疾成人康复社会工作实务

4.5 推动社会共融的社区工作方法——"香港最佳老友运动"案例[①]

4.5.1 社区工作方法的应用及发展

近年来，社区工作方法日渐被应用于香港的不同社会服务领域。以康复服务为例，2009 年和 2010 年，香港便先后在各区开设了残疾人士地区支援中心及精神健康综合社区中心等服务机构，为残疾人士提供以社区为本的训练和地区支援服务，其目的是提升精神康复者及残疾人士的能力，协助他们最终融入社区。[②]

目前，这种社区为本，旨在为残疾人士提供补救性（Remedial）服务的工作模式，在香港已经发展成熟并业

---

① 注：本案例由扶康会"香港最佳老友运动"项目经理曾淑玲女士提供。

② 社会福利署：残疾人士地区支援中心，2015，http://www.swd.gov.hk/tc/index/site_pubsvc/page_rehab/sub_listofserv/id_dsc/，2.

已普及。避免将问题个人化（Personalized），进而从宏观角度处理社区问题，是社区工作方法的本质特征。① 社区康复服务的另一个重要目标是，改变残疾人士所处的社区环境，以便使残疾人士更容易融入社会生活。

以"香港最佳老友运动"为例，该项目的工作对象除了智力残疾人士之外，还有其他社区人士。项目目的是，通过在社区成立一个分社，建构一个全新的共融环境，以在促进二者互动的过程中，生成新的社会资本，以提升智力残疾人士在社区获取资源、机会的能力，改善其社交功能（Social Functioning），最终达致建立一个共融社区的目标。

4.5.2 "香港最佳老友运动"简介

"最佳老友运动"（Best Buddies）起源于 1989 年，由美国肯尼迪家族成员安东尼·肖尼迪·施莱佛（Anthony Kennedy Shriver）首创。安东尼通过观察发现，一些有智力问题及发展障碍的人士（People with Intellectual

---

① 甘炳光，莫庆联：《社区工作的定义与目标》；甘炳光，梁祖彬，陈丽云：《社区工作理论与实践》（第八版）。香港中文大学出版社，1994：17。

and Developmental Disability）在社区里明显缺乏社交网络及支援。为改变这一状况，他发起了"最佳老友运动"，目的是提升社会人士对智力残疾人士的关注度并推动共融社区建设。迄2015年为止，已有50多个国家和地区的康复服务工作者，参与到了此项运动中。[①] 2004年，"国际最佳老友"（Best Buddies International）邀请并授权香港扶康会，在香港开展唯一被认可的"香港最佳老友运动"，其目的是通过让智力残疾人士与社区人士建立"一对一"的友谊，加强社区人士对智力残疾人士的认识，达致社会共融的目的。[②] 到2015年2月，"香港最佳老友运动"项目，已建立了18个以"大学老友""中学老友""企业老友"和"社区老友"命名的分社。

[①] Best Buddies. *About Best Buddies*. Retrieved from www. bestbuddies. org，2015.

[②] 香港扶康会："香港最佳老友运动"简介，2015，http：// www. fuhong. org/PageInfo. aspx？md＝20000&cid＝192，2015.

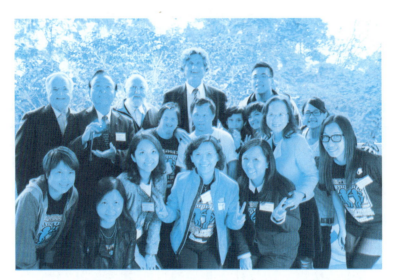

图4-8 "最佳老友"创办人安东尼先生探访香港扶康会

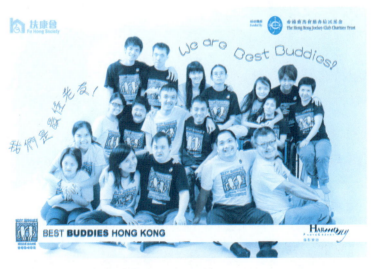

图4-9 "香港最佳老友运动""一对一"友谊计划

4.5.3　社会共融及需要分析

1. 康复服务专门化与社会隔离

时至今日，香港的社会服务制度体系已经相当完善，其做法是在专门化（Specialization）的前提下，将有类似服务需要的人士分流，以便为其提供各种具有针对性的专业服务。但与此同时，这种分门别类地提供康复服务的方式，又可能成为社会共融过程中的障碍，甚至有可能间接地造成社会隔离。以智力残疾人士服务为例，一旦幼儿被卫生署辖下的母婴健康院诊断出有健康、发展或行为问题，就会被转介到专门机构做进一步评估并接受训练及特殊服务。[①] 由于香港的学生普遍于主流学校就学，而智力残疾学童则会因服务专门化而被分流到特殊学校就学，由此而使得主流学校的学生有较少的机会接触智力残疾人士。虽然近年来教育局竭力推行"融合教育"，但于主流学校就学的有特别学习需要（Special Educational Needs）的学生，与正常学生之比例

[①] 香港特别行政区政府：《残疾人士康复服务》，2014；《香港便览》，2014：1。http://www.gov.hk/tc/about/abouthk/factsheets/docs/rehabilitation.pdf。

依然很低。其中只有部分非常轻微程度的智力残疾学童，才可进入主流学校就读并可适应主流学校教育。[①] 根据"香港最佳老友运动"的经验，那些以往未曾接触过智力残疾人士的学生/社会人士，在第一次探访智力残疾人士时比较容易出现焦虑和恐惧情绪，其主要原因是不了解智力残疾人士的特性和行为。一位曾经参与过"香港最佳老友运动"的同学表示，"坦白说，起初参加活动的时候，我也有一点儿害怕并担心与智力残疾人士沟通，但后来我发现自己的想法是错误的。"[②] 由此可见，正常学生需要有更多的机会和更合适的平台，学习与智力残疾人士沟通和共处的技巧，从而逐渐形成共融精神，最终达致关爱共融社区建设的美好愿望。

2. 尽早推行公众教育的需要

现时香港社会共融的程度以及对残疾人士的关注程度，均有极大的改善空间。《香港康复计划方案》指出，政府在社区兴建精神健康复服务中心时曾遇到过居民的

[①] 香港教育局：《个别差异、特殊教育需要和三层支持模式》；香港教育局：《全校参与模式融合教育运作指南》（第三版），2014：3。http://www.edb.gov.hk/attachment/tc/edu-system/special/support/wsa/ie%20guide%20_ch.pdf。

[②] 香港扶康会：《香港最佳老友运动》。香港扶康会，2014。

反对，而在推动无障碍设施建设和残疾人士就业服务时，也遇到过阻碍。这些现象表明，社会人士对残疾人士仍存在一定程度的误解并持有一定程度的不接纳态度。为此，"香港最佳老友运动"建议，必须尽早开始并持续推进相应的公众教育计划，唤起市民对残疾人士的关注，以促进关爱共融社会建设目标的实现。① "香港最佳老友运动"实践证明，让残疾学童尽早进入主流学校，与正常学童一起接受教育，是改变社会人士对残疾人士的认识和态度，提升社会对残疾人士接纳度的有效途径。

3. 壮大共融的社会资本的重要性

社会共融的意义是，促使社区中不同社群之间的互动、包容和接纳，以组成一个互相支持的社区。但在当今社会，社会整合（Social Integration）依然是我们必须面对的一个普遍存在的挑战，例如，当智力残疾人士在餐厅享用晚餐并使用服务时，如果遇到了不理解菜单上提供的菜式之类的情况，通常很少会得到坐在他旁边的正常人士的关注和帮助。而在理想的共融社会（Social

---

① 2005 香港康复计划方案检讨工作小组：《公众教育》；2005 香港康复计划方案检讨工作小组：《香港康复计划方案》，2007：79 - 83。http://www.lwb. gov. hk/download/committees/rac/rpp/report/fullreport. pdf.

Inclusion）里，二者会相互交流其使用餐厅及服务的感受和期望，并乐于通过交流和沟通改进服务，齐心合力地减少残疾人士使用服务时所遇到的障碍，以达至平等相待，使残疾人士与正常人士一样，在同一社区有尊严地生活的目的。事实上，尽管设施、道路及环境的无障碍化，是无障碍生活的重要基础和有机组成部分，但这种人人自发地关注并协助有需要人士的社区支持模式，体现的才是无障碍生活的精神品质。由此可见，建立共融社会的前提，是建立强大的社会资本（Social Capital）系统，以利于拉近人与人之间的距离，增进有不同需要人士之间的关联，强化各类人群的相互支持网络（Networking），进而成为一个相互关爱、相互支援的共融社区。

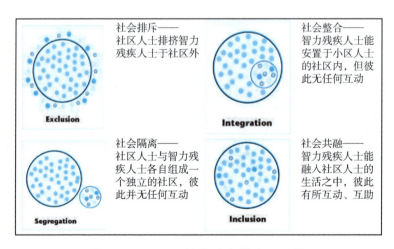

图4-10 不同社会融合模式之比较

4.5.4 "香港最佳老友运动"的发展

1. 以定期接触提供社会共融学习经验

正如前文所述,在主流学校学习及服务专门化条件下,在主流学校学习的正常学生与智力残疾人士之间的关系是疏离且缺乏互动的,"香港最佳老友运动"的主要对象为主流中学及大学的学生,其目的是,通过让他们与智力残疾人士建立"一对一"友谊的过程,重构主流学校学生与智力残疾人士之间的新型关系架构,使二者达致真正的共融。事实上,通过让他们参与本运动设定的定期接触及密集互动,能促使他们持续地获得实际的共融经验并交流经验。"香港最佳老友运动"认为,通过这种重复参与的学习——"经验学习法"(Experiential Learning),即让他们持续重复参与学习并获得学习经验,以积累他们对智力残疾人士的认识,提升他们与智力残疾人士相处的技巧及经验,并将有关经验带回社区日常生活之中,使他们在日后的社区生活中更能接纳智力残疾人士,将有助于促进社会共融。

2. 订立可持续且有效的发展目标

参考社区工作组织(Community Organization)手法,将组织的目标分为正式目标(Official Goals)、操作目标

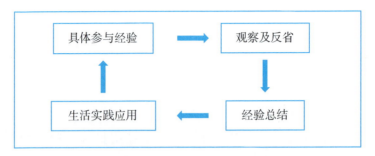

图 4-11　经验学习法

（Operative Goals）、任务目标（Task Goals）、系统维系目标（System Maintenance Goals）、过程目标（Process Goals）。① 为此，本运动订立了下述有效且可持续的目标，以引领运动的进程。本运动中各项目标的定义，可见表 4-15。

表 4-15　组织目标定义及例子

组织目标	定义	"香港最佳老友运动"例子
正式目标	组织任务的期望及理由	提倡智力残疾人士的社区融入并推动社会共融
操作目标	正式目标的引申	促进智力残疾人士与非智力残疾人士的"一对一"友谊

---

① 冯国坚，朱昌熙：《社区组织》；甘炳光，梁祖彬，陈丽云：《社区工作理论与实践》（第八版）。香港中文大学出版社，1994：191-192。

续上表

组织目标	定义	"香港最佳老友运动"例子
任务目标	具体可量化的工作目标	每年配对老友及分社的数目、每月分社活动次数、学生培训及讲座次数
系统维系目标	维持任务稳定的发展目标	吸纳新学校/社群参与、加强信息及网络沟通、"老友大使"训练、有效的分社支援

3. 充权工作（Empowerment）

"香港最佳老友运动"的充权工作，是通过训练智力残疾人士成为"老友大使"（Buddy Ambassador），增强老友的自信心、权力感并提升其社会意识而实现的，目的是使他们更有效及更公开地参与社区事务，或向社区人士表达智力残疾人士的诉求。这项充权工作的最终目的，是建立智力残疾人士的正面形象（Positive Image），将智力残疾人士的呼声带入社区之中，让社会人士了解他们的处境和才能。

这项倡导，不仅是"国际最佳老友运动"最显著的成果，而且是使其成为一个教育和改变社会公众过程的认识论基础。"国际最佳老友运动"的根本贡献，就是让社会人士认识到这样一个事实，即一个人的价值，并不能仅凭智力或行动能力等单一指标来衡量。事实上，只要社会能给残疾人士提供更多的参与机会和平台，他们便能够展示自己的才能和个性。而且的确，一个共融的社会，能更成功地推行融合教育并向智力残疾人士提供社区学位，甚至能在社区为他们提供较多的就业机会。① 在"国际最佳老友运动"中，很多"老友大使"最后引起了社会的关注，例如成为了影视明星、出色店员和设计师等。② 因而，"香港最佳老友运动"也期望通

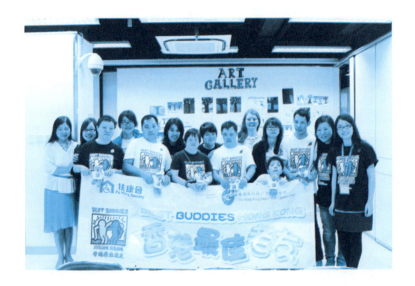

图4-12 "香港最佳老友"大使训练

① Best Buddies（2014）. I am IN to HIRE. Retrieved from http://www.imintohire.org/.
② 同上。

过这个充权过程，提升社会人士对智力残疾人士的关注度和认同度，最终赋予智力残疾人士正面评价并给他们提供更多展现自己、回馈社会的机会。

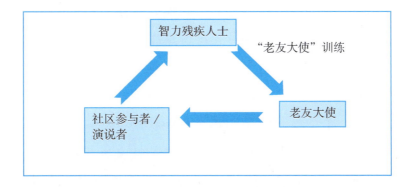

图4-13 "老友大使"的充权过程

4. 在社区成立"老友分社"以建构新的共融模式

Sandra Dowling 及 Roy McConkey 认为，达致社会共融的过程，必然伴随社会资本的生产。① "香港最佳老友运动"为学校/企业团体/社区人士成立的"分社"

---

① Dowling, Sandra, McConkey, Roy, Hassan, David and Menke, Sabine（2009）. *A Model for Social Inclusion? An Evaluation of Special Olympics Unified Sports programme*. In: Annual Special Olympics Symposium, Berlin, Germany. SOEE. 16 pp. [Conference contribution]. Retrieved from http://www.academia.edu/3144565/A_model_for_social_inclusion_An_evaluation_of_Special_Olym-pics_Unified_Sports_programme

（Chapter），便为他们与智力残疾人士重构了一个新的社区关系网络及社会资本系统。"分社"通常由1所学校/1家企业/1个社区人士和一间智力残疾人士服务机构配对组成。例如甲中学与乙智力残疾人士服务机构配对组成一个"分社"，而当中的每位学生/企业成员/社区人士，将会成为"配对老友"（Peer Buddy）并被编配1位"智力残疾老友"（Buddy）。该运动要求每对老友至少保持1年友谊关系并在大约每个月间接触1次。由于这是一个持续接触的友谊计划，而非单一性义工服务，故而更加侧重于老友之间平等关系的建设。在这一过程中，"智力残疾老友"除了可以每次面见同一位"配对老友"外，彼此还可以表达对见面的期望。老友每次接触的形式是不受限制的，如可以一起看电影、绘画、逛街、谈话、做手工艺等，这些都无须繁多的准备工作。老友见面也可以以群体活动方式进行，如集体游戏、烧烤、登高、郊游等，让老友依据各自的能力分工与协作，以丰富共融过程中建立友谊的经验。由于活动的形式不限，所以配对老友可自主选择不同程度的活动，目的是希望他们能于轻松的氛围中建立友谊，无须因复杂的准备工作而感到压力。当然，在"香港最佳老友运动"中，大部分"配对老友"都很乐意与"智力残疾老友"共同经历不同形式的活动并享受活动过程中的快乐。

智力残疾成人康复社会工作实务

在"香港最佳老友运动"中,笔者曾尝试性地参考Sandra Dowling 和 Roy McConkey 创制的社会共融和社会资本模式,在本运动的运作过程中,将建立"分社""一对一"友谊配对、"老友大使"视为改变社会的因子,试图通过其相互关系的重新建构,建立起新的社会资本系统并借此推动社会的共融。在这个过程中,被"配对老友"所获得的新的经验,包括所学习的与智力

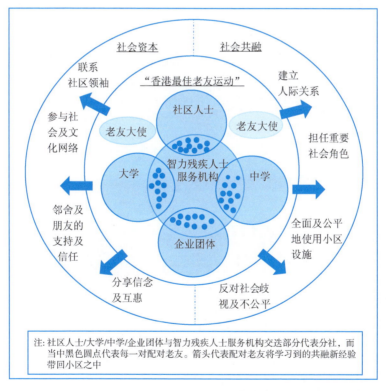

图4-14 "香港最佳老友运动"建构新的社会共融过程

残疾人士相处的技巧以及提升对其关注度的经验,都能被有效地带回社区。而"老友大使"的充权工作,亦主动地向社区展示了智力残疾人士的才能,带动了社区共融环境的改变。

5. 建构有效的组织架构及社区网络

除了组织每对老友之外,"香港最佳老友运动"还建立了不同架构的组织系统和网络系统以开展工作,从而确保各项目标的达成。事实上,"香港最佳老友运动"

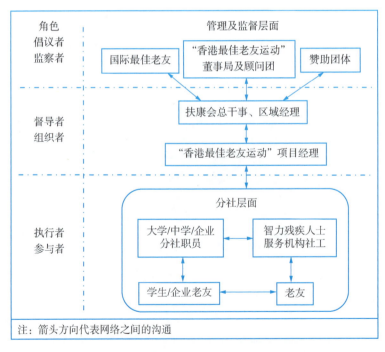

图4-15 "香港最佳老友运动"组织架构与角色

本身就是一个"联合组织"（Coalescence）[①] 工作模式，其目标是通过联系多个团体，充分整合并利用联合组织的协调效益，扩张新的社会资本，提升动员能力，增进任务资源，让不同类型的人，在不同位置担当领导、分工、协调等角色，共同推动运动的各个环节，以促进共融社会建设。

4.5.5 过程检讨及成效评估

1. 发展阶段检讨及评估

"香港最佳老友运动"已经历了超过 10 年的发展并历经了不同的发展阶段。不同地区的"最佳老友运动"，也历经了不同组织形态及演化过程。在如何维系一个长远的发展计划方面，我们可以参考社区组织学者冯国坚先生创制的"社区组织四阶段发展理论"。[②] 但在具体发展过程中，组织者却需要通过经常性观察并评估任务的

[①] 冯国坚，朱昌熙：《社区组织》；甘炳光，梁祖彬，陈丽云：《社区工作理论与实践》（第八版）。香港中文大学出版社，1994：202。

[②] 冯国坚，朱昌熙：《社区组织》；甘炳光，梁祖彬，陈丽云：《社区工作理论与实践》（第八版）。香港中文大学出版社，1994：203–210。

发展阶段、组织架构内的互动及计划的成熟度，以修订组织的发展策略及发展方向。

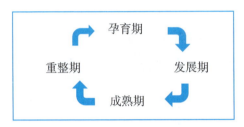

图 4-16　社区组织的循环阶段

图 4-16 所示的各个发展阶段，有时未必一定是循序渐进的，在必要时，是可以直接跳跃至重整期，以通过检讨重整组织及计划的。此外，组织者还可依据不同发展阶段的需要，分析工作进度，随时或至少 1 年开展 1 次工作评估，以重整、修订并推进日后的工作。下表是"香港最佳好友运动"不同发展阶段的主要特征。

表 4-16　"香港最佳老友运动"发展阶段及特征

发展阶段	"香港最佳老友运动"发展的主要特征
孕育期	• 分析问题和需要 • 建立工作理念 • 成立"香港最佳老友运动"
发展期	• 建立组织长远方向及架构 • 设计活动/服务形式及内容 • 进行学生/老友培训工作 • 开拓与外界联合组织的网络及资源

续上表

发展阶段	"香港最佳老友运动"发展的主要特征
成熟期	• 组织能独立运作 • 拥有健全的外界关系网络 • 活动多元化 • 提供全港人士参与运动的机会 • 发展"老友大使"主动对外宣传

重整期	• 检讨目标及功能
	• 重新订立方向或模式
	  a. 维持目标及运作不变
	  b. 重整方向及建立新架构
	  c. 结束
	• 总结

2. 成效检讨及评估

在检讨及评估本运动的整体成效时，必须从工作目标与实际推行情况是否匹配着手。如前文所述，本运动有4项目标，其中可量化的工作评估与操作目标、任务目标及系统维系目标有关（见表4-16）。组织者只需将其与各项目标订下的数字对比，便能总结运作情况了。至于对有关促进社会共融之正式目标的评估，则可参考Sandra Dowling和Roy McConkey的定义（图4-14），依据有关社会共融及社会资本的指标展开分析。而针对分社内"配对老友"之间友谊的检讨，则可以参考Dr.

Michael Hardman[①]问卷的内容进行。内容包括：

（1）每对老友见面的频密程度。

（2）配对老友是否享受参加本运动。

（3）配对老友是否会介绍其他人参加本运动。

（4）配对老友是否对智力残疾人士有正面的态度。

（5）配对老友是否接纳智力残疾人士成为邻居/同事。

（6）配对老友是否会继续参加本运动。

4.5.6 总结

侧重于问题的非个人化、分析技巧、组织策略及充权工作等的社区工作方法，是一种推进共融社会建设的有效方式。"香港最佳老友运动"，作为一个推动社区人士与智力残疾人士建立持续友谊的社区工作计划，不仅整合了千变万化的活动内容，而且还被注入了不同意义的增进双方情谊的元素。由此可见，在"香港最佳老友运动"组织及发展过程中，社区工作方法对于构建新型社区网络及组织架构，提升社会共融水平，是一种极其有效的社会工作方法。

---

① Best Buddies（2010）. Section 10：Best Buddies Research. *Best Buddies International College，High School & Middle School Program Manager Manual*：US：Best Buddies. p. 67.

智力残疾成人康复社会工作实务

以人为本的优质住宿服务

传统康复服务多着眼于智力残疾人士的弱项或不足之处，因而致力于为其提供各种康复训练（尤其偏重自我照顾能力）及补救设施，以祈增强当事人的适应能力和社会功能，达致使其自力更生的目的。在所谓专业主导思想引领下，智力残疾人士及其家属的参与和意见往往被忽视，他们只能被动地接受预设的服务，没有太多选择，这从而在很大程度上限制了智力残疾人士的成长和发展，更遑论提升其生活质量。

进入21世纪以后，随着不同知识概念的涌现，从事智力残疾服务的机构都在从根本上改变工作理念和手法。"多元化生活经验""全人发展""充权""家居化""融入社区"等，都是现今智力残疾服务发展的核心理念，其最终目标均以提升智力残疾人士的生活质量为依归。优质服务，毫无疑问地与以人为本这个社会工作基本理念息息相关。下文将尝试阐释何谓生活质量以及如何通过以人为本的服务提升智力残疾人士的生活质量。

4.6.1 生活质量

生活质量（Quality of Life）这个概念大概在20世纪90年代后期才出现于香港智力残疾服务的文献内，现在它已被广泛采纳并已成为为智力残疾人士服务的指导原则，指引着服务的设计、推行和评估。

对于生活质量的定义，不同学者持不同的见解，综合而言可概括为两部分：

（1）主观满足感（Personal Satisfactory）指个人对生活的整体满足感和个人对其环境的掌握及操控程度。

（2）客观条件（Life Conditions），例如居住环境、物质条件及家庭状况等。

史家乐（Schalock，1996）就生活质量的内容提出了八个范畴的整体概念架构：

（1）个人发展（Personal Development）——关于教育、进修机会、技能的学习和实践。

（2）自我决定（Self-determination）——关于个人目标及价值的决定和选择。

（3）人际关系（Interpersonal-relations）——关于家人、朋友、社交网络对个体的支持。

（4）社会融合（Social Inclusion）——关于个体在社区中的融入和参与、所扮演的角色和从社区中得到的支持。

(5) 权利（Rights）——关于个人的人权（如隐私、尊重、平等对待）和在法律上的权利。

(6) 情感福祉（Emotional Well-being）——关于个人的满足情况、自我概念、生活压力等。

(7) 身体福祉（Physical Well-being）——关于个体的健康状况、个人护理、均衡营养、闲暇和娱乐消遣。

(8) 物质福祉（Material Well-being）——关于个人的财政状况、就业情况、生活安排和个人物品。

换言之，以上八个范畴对智力残疾人士的生活质量发挥着关键性作用，但以上各项并没有那一项之重要性是凌驾于其他各项的，主要视乎个人对于这些范畴的需求比重及满足程度故而生活质量是因人而异的。

1. 何谓以人为本

指导社会工作者的专业原则是社会工作的价值观，而社会工作在理解人性方面的基本信念和价值观包括：

(1) 视每一个人（包括智力残疾人士，下同）都是独特的个体。

(2) 相信每个人拥有与生俱来的价值和尊严。

(3) 相信人有改变和成长的能力。

由此可见，社会工作的理论和实践大多建基在"以人为本"这个概念之上。在社会工作实务方面，以人为本的思维是一套价值观、技能和工具。应通过综合评估服务对象的需要和聆听他们的心声，以回应服务使用者的问题和需要作为目标，而且非常重视个人的看法和感受，并尊重个人自主、自决的权利和能力。

2. 以人为本的优质服务

若要提升智力残疾人士的生活质量，所提供的服务就必须建基于以人为本的理念和原则基础之上。简言之，服务模式必须从以往硬要服务使用者去适应服务的要求转而为要求服务提供者去支持使用者以满足其需要。所有服务的设计及推行，是以服务对象的利益和需要为依归的。

以人为本的社会工作实务的理念和原则可分述如下：

（1）全人化（Holistic Approach）——服务和训练必须关顾个体整体性的需要。借助正常化的生活体验，通过真实环境中的学习，扩阔智力残疾人士的生活领域；运用多元化的训练模式，如小组活动、实况教学、艺术媒介和多媒体等，让智力残疾人士在工作、社交、家居、自我照顾、休闲和社区生活等各方面得到全面的发展。此外，工作员应协助他们发掘自己的潜力和优势（Strengths），学习应付日常生活中必须面对的困难，让个人的兴趣和专长得以发展，从而获取成就感。

（2）个人化（Individualized）——受宿舍生活条件的限制（如规律化和集体化），智力残疾人士的个别需要往往得不到关注和满足。工作员必须细心聆听，观察他们各自独特和真正的需要，并善用资源给予支持，以达成个人的意愿和目标，提升他们生活的满足感。此外，可考虑在服务机构设立"老友记"（Keyworker）制度，为每一位服务使用者配备一名专责员工。要求员工在院舍日常性照顾舍友的生活起居以外，进一步对所负责的1～2名舍友提供额外关注，倾听他们的心声，了解他们的喜好。

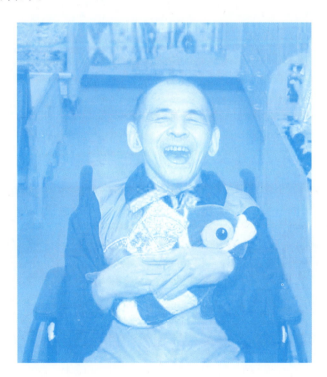

图4-17　舍友的喜悦面孔（1）

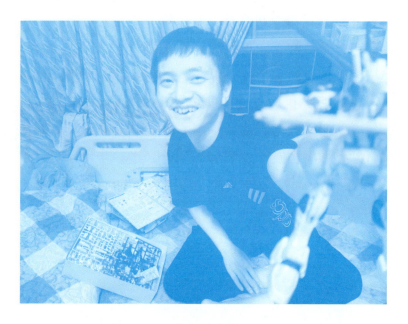

图4-18 舍友的喜悦面孔（2）

（3）参与和自决（Self-determination）——智力残疾人士的主观意愿和感受，是优质生活的重要指标。无论是服务提供者还是其家人，平日都会因习惯于为智力残疾人士安排生活上的一切，而忽略他们希望有自己的选择空间的诉求了。因而，工作员须摒弃固有"专家"的身份，由主导角色转变为支持角色，给智力残疾人士予最大的自由度和自决权，让他们掌控自己的生活并拥有自主空间。通过让智力残疾人士行使自决权，可以帮助智力残疾人士建立自信，学会承担责任，从而得以全面成长。

（4）提升沟通技能（Communication Skills）——根据非正式统计，超过七成的智力残疾人士有不同程度的沟通障碍。从社会工作实务方面来看，若要促进智力残疾人士自主自决，就需要提供足够的支持（如运用多媒体、图卡等），来协助他们与外界进行有效的沟通。服务提供者必须懂得运用不同的方法和技巧与智力残疾人士沟通，以掌握他们的想法和意向。尤其是对严重智力残疾人士，工作员平日必须细心聆听、观察他们的特性和喜恶，并从家人和同工那里收集意见引证作为。

（5）家居化（Home-liked Environment）——一个安全、舒适、富有家居气息的布置及保障隐私的环境，对智力残疾人士十分重要。而一个明确的生活流程可以帮助智力残疾人士更容易掌握自己的生活并建立安全感。应该注意的是，日常程序要尊重个人自主空间而非管束性，要具变化而非过分规律化，要让舍友在轻松和谐的家居环境中，培养出独立生活态度和归属感。此外，提倡互助互爱精神，鼓励院舍成员互相尊重和欣赏，对于促进共融关系和提升个人的社交技巧也十分重要。

（6）融入社区（Social Inclusion）——康复服务的目标应以协助残疾人士融入社区为依归，而非进一步分隔家庭和社区生活。要协助智力残疾人士在熟悉的社区过独立自主的生活，除培育个人的社区生活技能外，尚要提升其人际关系技巧并建立个人的支持网络。工作员须联系社区人士并促进他们接纳智力残疾人士，鼓励家人、邻舍、朋友及义工加入支持行列。

（7）家长参与（Parents Participation）——要提升智力残疾人士的生活质量，家人的支持和配合同样重要。由于家人对智力残疾家庭成员的喜好及需要有相当的了解，而且往往担当"代言人"角色。因此，让家人积极参与服务提供过程，就服务质量提出意见和要求，为子女争取合理的权益和平等的机会，无疑有助于提高服务的适切性。

4.6.2 总结

以人为本是社会工作理论和实践的核心概念，其宗旨是以响应服务使用者的需要为依归。若要提升智力残疾人士的生活质量，不仅所有服务的设计及推行，均应以服务对象的利益和需要为优先考虑事项，而且还要重视他们的看法和感受，给予他们自主、自决的权利。这有赖服务提供者以尊重、平等的态度对待智力残疾人士，具备设身处地的理念及不断反省的精神。

智力残疾成人康复社会工作实务

生活流程设计及运作

住宿服务主要提供全年无休、每天24小时的家居式照顾服务。现时残疾人士院舍服务会按服务使用者不同程度的智力残疾/残疾需要，大致分为严重智力残疾人士护理院舍、中度智力残疾人士宿舍、严重智力残疾人士宿舍、严重肢体伤残兼智力残疾人士宿舍及辅助家舍等类别。其服务的理念为，相信智力残疾/残疾人士与常人一样，在选择、学习、工作、参与社区及自由表达意见方面享有平等权利作，并且需要在身心健康、家庭和社交网络、情感支持及灵性等各方面获得全面发展。

由于服务使用者大多缺乏基本的自我照顾能力，入住宿舍可以在健康肌能、人际社交、个人发展等各方面得到适当的关顾。然而，院舍照顾可能会令服务使用者变得依赖，而制度化的生活模式，未必能顾及服务使用者个别的喜好和生活方式。因此，在服务机构施行"正常化"的生活方式，尊重服务使用者"个别化"的需要，不仅是当下的政策，而且亦是社会工作实务的基本方针。

所谓"正常化"的生活方式，指即使是住在宿舍的环境中，服务使用者仍然可以享有和一般人士一样的生活选择和权利。换言之,服务使用者不会受到不必要的限制,他们基本的选择权和自由也不会因住在宿舍而受到剥夺。

对于服务提供者而言,将"正常化"的生活方式和"个别化"的生活权利带入宿舍服务过程中并非不可行。其实践原则是,积极向服务使用者提供下列机会:

（1）选择自己的服饰。

（2）选择自己喜爱的余暇兴趣、活动和学习机会。

（3）享有合理和足够的隐私。

（4）参与订定自己的康复计划。

（5）提出自己的想法和意愿。

（6）舒适和安全的生活环境,有充足的基本生活条件和适切的医疗服务。

（7）适当的社交活动。

（8）得到员工充分尊重。

下文试就上述各项加以具体诠释。

4.7.1　家居化设施和个别化权利

宿舍是服务使用者的家,设计除符合残疾人士院舍条例及其他法例要求外,亦应确保服务使用者享有良好的生活质量。家居化可让服务使用者各适其适,享受家居生活。

（1）在起居作息间，包括客厅、饭厅、小组室等，让服务使用者进行日常活动。设计上除以功能作为区分外，亦可通过布置装饰，如选择柔和的灯光、暖色系列的墙面油漆或墙纸等，让服务使用者享有舒适的家居化环境。客厅是服务使用者经常互动的地方，摆放梳化圆桌可让服务使用者一边欣赏电视节目，一边闲话家常，亦可使用公用电话与家人联络。对部分较爱安静的服务使用者来说，小组室发挥如书房的作用，因此可在这儿设置阅读角以及计算机设备，让服务使用者有所选择。此外，提供让服务使用者参与设计和布置的机会，例如不同区域的墙面布置、组合柜的摆设等，除加强服务使用者的归属感外，还可以让其通过参与体验选择和自主的机会。

（2）卧室是休息睡眠的地方，为了让服务使用者睡个好觉，迎接新的一天，适当的通风设施、冷暖空调、遮光用的窗帘是基本设施，而加设壁灯可方便服务使用者晚间起床如厕。首先，在间隔方面，卧室虽然难以单人或双人房为主，但每个房间应尽可能不多于5位服务使用者，以减少院舍化的感觉；其次，为每位服务使用者提供单人床，于床边加设屏风等，以保障服务使用者的隐私权。为加强个人化，应力求减少刻板及规范的感觉，可鼓励服务使用者布置个人床柜，如摆设个人照片、小饰物、床枕、毛公仔等。此外，还可以利用房间设计会议邀请服务使用者参与设计/布置卧室，让服务使用者自行选择寝具铺被，以提升其对宿舍的归属感。为保护服务使用者的个人财产，宿舍须提供可上锁的衣柜和鞋柜，并设立个人财物记录表，于衣物上缝上名牌，以方便识别。未经服务使用者同意，职员不应私自拿取或借出其个人物品。

（3）洗手间应备有独立厕格和沐浴间，使用时可关上门以保障个人隐私，同时设有独立储存格或储存柜，以供摆放服务使用者的个人梳洗用品。如情况许可，应避免集团式购买个人护理用品，而是让服务使用者参与选择和决定。此外，良好的通风设计有助空气流通，铺设防滑地砖以减少意外滑倒，保障家居安全，均是家居化的具体体现。

4.7.2　宿舍日常生活流程设计参考（见表4-17)

表4-17　宿舍日常生活流程表

时间	平日时间表	时间	假日时间表
07：00	起床梳洗	07：00	起床梳洗
07：45	早餐	07：45	早操
08：30	返日间中心前准备	08：00	早餐
08：45	日间中心训练	09：00	房务/舍务 室内/户外活动
下午	日间中心训练	11：45	午膳
下午	日间中心训练	13：00	小组/自由活动
下午	日间中心训练	14：00	沐浴
16：00	返回家舍 沐浴	16：00	小组活动
17：45	晚膳	17：45	晚膳
19：00	休闲/自由活动	19：00	休闲/自由活动
20：00	晚间小组活动	19：00	休闲/自由活动
21：15	晚间梳洗	21：15	晚间梳洗
22：00	就寝	22：00	就寝

4.7.3　正常化理念

　　服务使用者可享有和一般人士一样的生活选择和权利，上述流程设计可概括为两种：非假日和假日流程安排。就像我们一般，服务使用者在非假日流程安排上以工作/学习为主，每天定时离开宿舍外出工作或到训练中心，以个人持续发展和实践个人能力为目的。下午返回宿舍，服务使用者可在休闲/小组时段各适其适，选择参与自己喜欢的活动。要是对当日的活动不感兴趣，服务使用者可选择自主活动而不被打扰。

　　相对而言，假日流程安排重点在于培养余暇兴趣、发展社交关系以至社区融合。有别于非假日流程的是，服务使用者起床梳洗后可参与烹调早餐并一起享用。然后参与余暇/兴趣小组，发展个人兴趣，以善用余暇。假日亦是亲子团聚的时间，家人/亲属到访能让服务使用者感受家人的关怀。当然，假日亦可是外出休闲、购物的时间，社工可陪同服务使用者外出购置个人物品、吃下午茶，轻松消磨午后时光。

4.7.4 多元小组活动

在宿舍生活中,安排个人自理、家务参与、兴趣培养小组/活动,可为服务使用者提供学习、实践、提升个人能力及全面发展的机会。

通过"基本生活技能评估"及"智力残疾人士生活质量量表(香港版)"评估服务使用者的能力及需要,从而厘定服务使用者之个人康复及发展计划推行程度。

邀请服务使用者参与订定"个人康复及发展计划"很重要,这除可让服务使用者加深认识其个人能力外,还可在商讨过程中鼓励服务使用者表达个人看法,学习自我决策。为配合服务使用者个人康复及发展计划,宿舍应提供各类机会推行多元小组以照顾舍友身心灵的发展,多元小组可包括:

(1)身体健康类,如肌能小组,太极班、健脑操、登山组。

(2)余暇/兴趣类,如展艺组、园艺组、小食组、书报组,花茶组。

(3)人际社交类,如游戏组、自我认识小组、礼仪小组、电话小组。

(4)社区融合类,如义工探访、义务工作、社区认识组、购物组。

（5）其他类型，如舍务小组、圣经故事组、生命教育组。

4.7.5 社区融合

1. 发展和巩固社区网络

作为社区的一分子，服务使用者与社区团体发展网络、建立良好关系有助于他们融入社区。社区团体可来自友好机构、学校、妇女组织等，家舍可安排义工们定期探访，或陪同服务使用者外出活动，有助服务使用者积极参与社区生活。

2. 发展社交关系

人是习惯群居的，其中不可少的是建立朋辈关系，互相扶持。服务使用者在宿舍、工作间、训练中心都会因生活圈子相近而彼此熟悉，但和圈子以外的人发展朋友关系的机会就不算太多了。扶康会自2004年起获授权推广"香港最佳老友运动"正好因应了这个需要。由宿舍社工联络机构团体，包括大专院校、企业机构、社区人士推动，与服务使用者配对组合，发展"一对一"的友谊，是"香港最佳老友运动"的宗旨。通其具体做法是通过"一对一"的朋友关系，促进服务使用者的生活

智力残疾成人康复社会工作实务

体验并融入社区。

3. 回馈社会

通过适当的训练和发展，服务使用者绝对可以为有需要的社区人士提供义工服务。宿舍可组织和训练服务使用者帮助社区内有需要的人士，如探访区内机构、派送端午节令粽子、为长者送温暖等，让服务使用者发挥"人人为我，我为人人"的社区协作精神。

概括而言，宿舍服务属全天候式运作。服务使用者以宿舍为家，在有规律的生活流程中及正常化方针的主导下，通过享有和一般人一样的生活选择和权利，促进身心灵之全面发展并建立与社区的联系，最终达至社区融合，从而有尊严地生活于社区的目的。

第五章 康复服务社会工作的宣传与推广

5.1 基本概念

加强康复服务社会工作的宣传与推广工作，提升康复机构的社会形象，不仅有助于传播正确的康复理念，广泛吸纳社会公众的支持，而且对于推动服务对象、服务及服务机构的发展，都具有十分重要的作用。因此，良好的康复服务社会工作宣传与推广，是康复社会工作实务不可缺少的组成部分。清晰地厘定康复服务社会工作宣传及推广目标，并拟定周详的宣传及推广计划，对于开展康复服务社会工作的宣传和推广工作，非常重要。清晰的宣传及推广目标，周详的宣传及推广计划，可以使宣传及推广工作，收到事半功倍的效果。

5.1.1 宣传与推广的目的

（1）增加公众对机构服务的了解。
（2）鼓励有需要的人士申请并接受服务。
（3）增加社会人士对残疾人士的认识。
（4）提升社会公众对康复服务机构及残疾人士的支持。

此外，一些没有获得政府资助的项目，如自负盈亏

康复服务社会工作的宣传与推广

服务项目、由残疾人士负责的产品或服务、社会企业、筹款活动等,都在很大程度上有赖于社会公众的支持。因此,宣传及推广工作,对于这些项目的发展来说尤为重要。

5.1.2 宣传与推广的对象

(1)服务对象(残疾人士)。

(2)服务对象的家庭成员(他们大部分担任着成年残疾人士的监护人)。

(3)社会公众。

(4)商业机构及团体。

(5)地区领袖。

视乎项目的需要,宣传及推广活动的对象,可以是上述对象的某个单一类别,也可以是多个类别。针对不同的对象,应该选取不同的宣传渠道及推广方法。为此,康复服务机构需因应特定目标,选择合适的推广渠道,力求将信息准确地传递给目标受众,以最大限度地提升推广效果。

5.1.3 宣传与推广的渠道

因宣传对象的不同,宣传与推广的渠道也应有所区别。康复社会工作的主要宣传与推广渠道如表5-1所示。

表5-1 康复社会工作宣传及推广渠道

对　　象	渠　　道
服务对象 服务对象家庭成员	• 幼儿服务中心 • 幼儿园 • 小学 • 特殊学校 • 家长自助组织 • 社会服务机构 • 较多残疾人士及其家庭居住/聚集的社区
市民大众 商业机构及团体 传媒机构	• 伙伴网络(如大型物业管理公司、公用事业机构、传媒机构等) • 举办大型活动 • 媒体广告
地区领袖	• 参与地区会议 • 参与协作计划 • 参与地区共融活动

康复服务社会工作的宣传与推广

机构可根据需要，利用不同的网络传播相关信息，以尽可能减少浪费。举办大型活动和发布媒体广告通常收效会较好，但金钱和人力的投入也相应较高，康复服务机构应在小心衡量自身资源的前提下做出选择。而平日建立起的良好伙伴网络，也是宣传和推广的重要渠道。

5.1.4　宣传与推广的工具

在宣传与推广工作启动之前，康复社会机构可准备好下列资料，以便使宣传及推广的效果更为显著：

（1）机构及服务介绍单张。

（2）专项活动宣传单张。

（3）服务成效数据/服务用户分享。

（4）机构或专项活动纪念品。

（5）机构产品样本。

（6）机构服务及过往活动的照片。

（7）申请服务表格及捐款表格。

各式宣传单张有助加深市民对康复服务机构的基本认知，而机构产品、活动照片及服务使用者分享等，则是实际而有力的佐证，它们能让机构的工作获得公众的肯定。

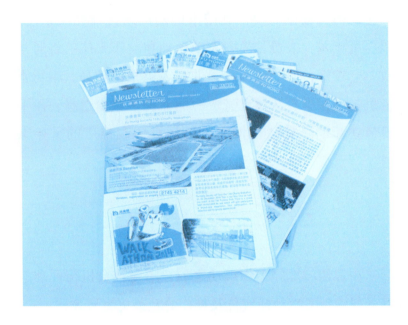

图 5-1　宣传单张

5.1.5　宣传与推广的方法

康复服务机构可因应宣传及推广目的、人手及财务安排，筹划不同形式的宣传推广活动。如：
（1）举办服务机构开放日。
（2）开展服务体验活动。
（3）举办大型活动，如各式比赛、选举、展览。
（4）举办义工活动。

（5）出版刊物，如定期出版通讯、不定期出版分享或指导性质的书籍或小册子。

举办活动可集结群众，有助建立对机构的凝聚力，大型活动更可提升知名度。出版刊物则可以广泛传播服务数据，为机构寻找潜在的支持者。

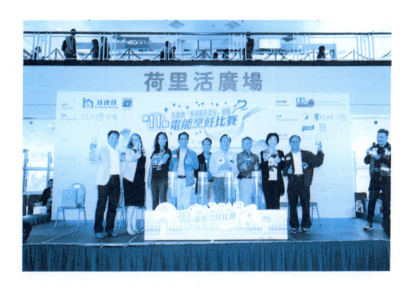

图5-2 举办大型活动

5.1.6 结语

在宣传及推广工作上，康复服务机构的负责人应该量力而行，并在厘清机构本身的优势和劣势的前提下，选择合适的服务宣传及推广活动，否则将会事倍功半，得不偿失。另外，推广策略应因时、因地制宜，不能一成不变。康复服务机构负责人应该多留意社会趋势及流行话题，尽可能将机构的理念融入其中，如此将有助于提升接触目标对象的效果并达成宣传及推广目标的可能性。

5.2 推动家长参与康复社会工作的方法

5.2.1 引言

  智力残疾人士，特别是中度至严重智力残疾人士，即使到了成年阶段，在香港法律上也是"精神上无行为能力人士"，其家长因此而理所当然地成为了他们的监护人。在涉及智力残疾人士福祉及权益问题时，家长/家属也顺理成章地成为了他们的代理人。因此，推动家长的工作，始终是智力残疾人士康复服务社会工作的重要环节和不可或缺的内容。有计划、有策略地推进家长工作，在为智力残疾人士提供康复服务时，与其家长建立

第五章 康复服务社会工作的宣传与推广

紧密的"伙伴关系",是社会工作者的一项重要工作内容。

由于要长期照顾其智力残疾子女,家长们都承受着巨大的压力,社工的介入,不仅可以为他们提供支持,而且可以为其寻求纾解压力的方法。而家长之间,虽原本并不相识,但由于彼此遭际相近,并且同样承受着照顾智力残疾子女的压力。对于十分强调服务对象能力及参与的康复社会工作而言,家长无疑是重要的资源。因而,为其提供专业支持,协助他们自助互助,对于康复社会工作,同样十分重要。

有基于此,社工可以有计划地将家长联系起来,成立以智力残疾家长/家属为对象的自助组织或家长小组,让这些面临共同问题,具有同样身份和背景的人士,组织和集结起来,在社工的专业引导下,相互支持并互相分享,同时就涉及智力残疾人士权益及服务问题,共同探讨并采取集体行动,为维护智力残疾人士的福祉和权益而建言献策。

在接下来的部分中,笔者将以香港扶康会辖下的康复服务机构的工作实务,来介绍和分析康复社会工作机构推进家长工作的基本方法。

5.2.2　在单位层面成立家长小组

由于在单位层面，家长都有共同的需要、角色及其背景，加之其智力残疾人士同在一间康复服务单位接受康复服务，因而这些家长必然会有许多共同关注的问题。在这种情况下，单位主管/社工可以先以家长小组会议召集人的身份，邀请服务使用者的家长参加会议，藉此促进服务单位与家长之间以及家长与家长之间的认识和沟通为，建立互助关系奠定情感基础。单位层面组织的定期家长小组会议的议题大致可包括：

（1）机构及服务单位近况介绍。

（2）有关改善服务质量的措施。

（3）涉及智力残疾人士服务发展的社会议题。

除定期召开家长小组会议外，社工还可以在此阶段为有需要的家长及亲属提供个别辅导，并以小组形式为他们提供一些有关训练及照顾智力残疾家庭成员的知识及技巧。这些对于正在轮候宿位的智力残疾人士家长具有特别重要的作用。此外，定期举办家庭联谊会及亲子活动，会有助于提升家长小组成员的凝聚力。

5.2.3 在家长小组实践"助人自助"的社会工作理念

"助人自助",是为社会工作所倡导的核心价值和基本精神。与其他专业工作不同的是,社会工作特别强调服务对象自身的能力及参与。因而,理解"自助助人"的价值与精神,让其在接受专业康复服务过程中,秉持自助互助之康复态度,接受专业协助,是十分重要的。因而,在定期召开家长小组并拥有一批稳定参与会议的成员之后,社工便可积极鼓励他们成立家长自组织,引导他们制订简单的组织章程,推举正、副主席以及财政、文书和联络人,以便让家长们通过组织小组事务,提升自信心及解决问题的能力。与此同时,社工可以从此前小组会议召集人,转变为小组顾问,以继续协助家长小组的会务和发展。而当机构辖下的单位均已成立家长组织的时候,便可选择适当的时机,将各单位的家长组织联系起来,成立机构层面的家长会,以让其具有广泛代表性特征,从而以更积极的姿态,参与到涉及智力残疾人士福利和权益的倡导工作中。

5.2.4　成立机构层面的家长会

为成立机构层面家长会，机构管理层可委派资深社工或督导级主管，联同各单位社工及家长小组代表，组成专项工作小组，筹备机构层面的家长会并草拟会章。会章大致可包括以下内容：

（1）家长会成立的目的和宗旨。

（2）会员资格、权利和义务。

（3）干事会的组成办法及职能等。

此外，还应特别为干事会之产生办法，制订家长干事会选举章程。

在家长会首届干事会成立就职后，上述专项工作小组便可因完成任务而解散了。

以下是其中一类机构层面家长会之干事会组成方案及促进会员积极参与家长会事务的方法：

（1）每届干事会任期为两年。

（2）每个服务单位家长小组选派1～2位家长代表加入干事会，成为干事会会议之当然成员，参与干事会之表决过程。出席干事会的单位代表可将家长会的有关信息带回所属单位家长小组讨论，以加强家长会与单位层面家长小组之联系和凝聚力。

（3）通过干事会成员选举，选出干事会核心成员，承担领导及组织工作。这些核心成员所担当的职位包括，

- 主席，1位。
- 副主席，2位。
- 秘书，1位。
- 财政，1位。

（共计5位）

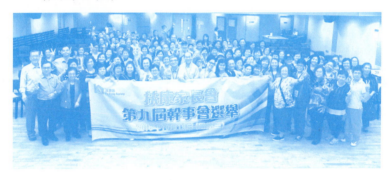

图5-3　家长干事会选举日大合照

此后，机构可继续委派资深社工，联同若干名单位社工列席干事会会议，就家长会之会务提供意见或协助。此外，机构还可以无偿方式借出会议室、文具用品、联络渠道等配套设施，供家长干事会使用。

在每次干事会召开前的1个星期，核心成员和负责协助的社工应先举行预备会议，拟订干事会之议程并为将要讨论的议题搜集相关资料。

为提升干事会成员的议事技巧和参与程度，社工可以为他们提供相关培训，培训内容包括主持会议的技巧、准备会议议程的方法、发言技巧以及简单的会计记账方法等。

考虑到成立家长会的主要目的是为智力残疾人士倡导福利和权益，而为提高家长对现行有关智力残疾人士福利政策问题的认识，提升他们的议事能力和参与程度，干事会可以成立若干个聚焦小组，以干事会成员为召集人，在专责社工的辅助下，邀约数位服务使用者家长/家属，就当下较受关注的相关议题收集数据并展开讨论，在求同存异的前提下，将相关意见归纳为小组建议，供干事会参考或进一步讨论。社工还可以在这些讨论过程中，发掘和吸纳有能力或有潜质的家长/家属加入家长会。此外，干事会还可选派代表出席外部相关自助组织的会议或活动，以便在强化自助组织之间的联系及集体力量的基础上，为智力残疾人士及其照顾者争取

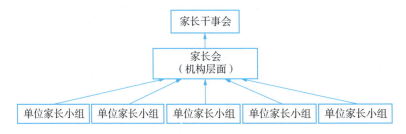

图5-4　发展家长工作的三层架构

应有的权益。

尽管拓展家长会与外界团体交流和合作的机会，可以扩阔智力残疾人士家长的视野和接触面，但专责社工还是应该特别留意机构层面家长会与单位层面家长小组之间的联系，避免因出现彼此互无交流、各自为政而影响家长会的代表性和认同度。

5.2.5 机构层面家长会与单位层面家长组之联系

从上述家长干事会组成模块可以看出，各单位层面之家长代表均是干事会之当然成员。他们可以在所属区域定期组织单位层面的交流会或联谊活动，以巩固干事会与单位层面家长组之联系，为吸纳有潜质、有能力的家长成为未来干事会成员创造条件。

此外，特别值得一提的是，相对于年幼或在学智力残疾人士，成年智力残疾人士家长将会更早面对"老年化"或"双老"问题。[1] 因而，在家长工作中，社工应

---

[1] 由于智力残疾成人到40岁后，便会明显出现老化及身体机能退化等问题。与此同时，其家长亦已日渐步入暮年阶段。作为主要照顾者的家长，与其成年智力残疾子女同时"老年化"，这便是所谓"双老"现象。

有意识、有计划地吸纳服务使用者的兄弟姐妹，以便在日渐年迈的家长出现健康问题而不能继续打理智力残疾子女福利事宜及参与家长组时，有其他家庭成员可以接替。照顾和关注智力残疾子女之责任承接，即"接班"问题，同样是机构层面家长会应该面对的。为此，专责协助家长会发展会务的社工，须让家长会干事认识到发展第二代家长/家属接班的重要性，以便在推展家长会会务时，尽可能鼓励和吸纳智力残疾服务使用者的兄弟姐妹参与活动，为家长会的"传承"和"接班"铺路。

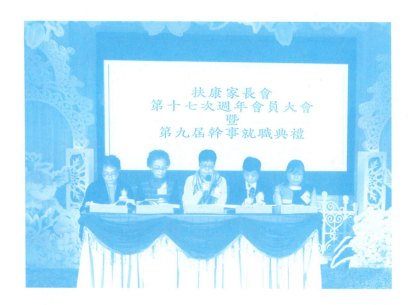

图5-5　家长会会员周年大会

康复服务社会工作的宣传与推广

5.2.6 家长参与和服务监察

　　随着社会的进步，家长对康复服务质量的要求，也在逐渐提高。良好的机构管治，须具透明度并给利益相关者表达意见预留相应的渠道。就为智力残疾人士提供康复服务的机构而言，家长无疑是最重要的利益相关者。因而，作为增进康复服务机构与家长相互沟通和了解从而巩固彼此互信关系的手段，康复服务机构也应该邀请在单位接受康复服务的智力残疾人士家长小组，定期选派代表出席单位的常设会议，例如安全委员会以及与提升服务质量相关的会议，以便让家长更好地了解所属单位的运行情况。假以时日，让单位主管及社工以开放的姿态加以适当的引导，家长们便会对服务单位产生归属感和认同感。在服务监管机构看来，被服务使用者家长认同并信赖的服务单位，其服务质量会达到一定的水准。而在机构层面，管理层应建立相应的机制，吸纳由单位家长小组选派的家长代表，加入机构的咨询会议或服务监察委员会会议，从而提高机构服务的透明度，确保所营运的服务合乎利益相关者的期望。而在倡导服务使用者权益及谋划服务发展时，机构也可以通过有效的咨询平台，吸纳家长代表的意见。

5.2.7 总结

简言之，在提供康复服务的机构推展家长工作，是有一定的规律可以依循的。一群面对共同问题并具有相同需要和背景的智力残疾人士家长，在社工的介入下组织起来定期聚会，以分享照顾智力残疾子女的苦与乐，通过相互间的经验交流和互助，可以大大减轻此前"单打独斗"时的无助感、无力感。而家长小组在经过一段时间的发展之后，便会由只关注自己的处境，延展至关注社会上与自己有类似生活背景和需要的人士，并就维护和争取智力残疾人士权益，规划康复服务发展等议题展开讨论并提出建议。在团结就是力量的理念主导下，将原本只属于服务单位的家长小组联合起来，组成机构层面的家长会，从而使其组织特征更具广泛性和代表性，那么其在倡导智力残疾人士之福祉及权益时，效果肯定会更为显著。过往的经验证明，政府及公营部门对以家长会名义组织的活动或发表的言论，相对比较重视。同时，由于成年智力残疾人士的家长，相对于年幼或学龄期智力残疾人士的家长，会更早面对老年化、照顾责任传承或接班问题，因而社工在推进成年智力残疾人士家长工作时，亦可鼓励服务使用者的兄弟姐妹参

第五章 康复服务社会工作的宣传与推广

与，以便有意识地吸纳有潜质的第二代家长/家属成为单位层面家长小组或机构层面家长会之核心成员，以确保这些以智力残疾人士家属为主体的自助组织的持续成长和发展。而从机构管治策略的角度看，通过推进家长工作并设立相应的机制，吸纳具代表性的家长进入机构的内部咨询系统、决策系统乃至董事会，将有利于增强业界、公营部门乃至社会大众对康复服务机构的重视和认同感，进而为机构的长远发展奠定坚实的民意基础。

参考文献

[1] 扶康会. 2013/2014 年报［R］. 香港：扶康会，2014.

[2] 香港特区政府. 服务类别［R/OL］. http://www.swd.gov.hk/tc/index/site_pubsvc/page_rehab/, 2015-1-8.

[3] *Funding and Service Agreement（FSA）*［EB/OL］. *Retrieved January 8, from* http://www.swd.gov.hk/en/index/site_ngo/page_serviceper/sub_fundingand/, 2015.

[4] 黄锦宾, 陈丽云. 社区照顾, 社区工作：理论与实践［M］. 香港：香港中文大学, 1994：251-275.

[5] 黄敬岁. 社区照顾服务的理念及其模式是否适合严重残疾人士的需要［J］. 严重残疾人士家长协会2012-2013年刊. 香港：严重残疾人士家长协会,

2013：3-6.

[6] 黄敬岁."支持模式"（Support Model）——让智力残疾朋友享受真正的社区生活［J］.展智季刊，2004（72）.

[7] 社会福利署网页. http://www.swd.gov.hk/tc/index/site_pubsvc/page_rehab/sub_listofserv/id_dsc/20150122.

[8] Schalock, R. L. Reconsidering the conceptualization and measurement of quality of life［G］//R. L. Schalock. Quality of Life：Vol. I. Conceptualization and Measurement［G］. Washington, DC：American Association on Mental Retardation, 1996：123-139.

[9] 黄敬岁. 实践生活质素概念——为弱智人士的生活带来转变［J］. 香港弱智人士家长联会毅行者社区教育中心通讯，1999（12）.

[10] 李楚翘. 活出真我——智力残疾人士优质生活服务文集［M］. 香港：圣雅各布福群会，2002.

[11] 范明林. 社会工作方法与实践［M］. 上海：上海大学出版社，2005.

[12] 卢启扬. 以"人性化取向"理解与辅导智力残疾人士——经验回响［G］//梁少玲，陈国溪. 心弦触动——与残疾人士同行历程的理解与反思

[M]. 香港：天道书楼, 2011: 121 - 133.

[13] Bandura, A. Self - efficacy: Toward a Unifying Theory of Behavioral Change [J]. Psychological Review, 1977, Vol. 84, No. 2, 191 - 215.

[14] Borba, M. The five building blocks of self - esteem [J/OL]. Retrieved January, 2015 (16). http://micheleborba.com/the - five - building - blocks - of - self - esteem/.

[15] Gascon, H. Self - esteem and loneliness in Adults with mild intellectual disabilities working in sheltered workshops versus a regular work environment [J]. The British Journal of Developmental Disabilities, 2009, 55 Part 2 (109), 145 - 155.

[16] Jacobson, N. & Greenley, D. What is recovery? a conceptual model and explication [J]. Psychiatric Services, 2001 (4): 482 - 485.

[17] Li, P. Y. Vocational aspirations of sheltered workshop workers with intellectual disability in Hong Kong [J]. Journal of Intellectual Disability Research, 1998 (3): 208 - 217.

[18] Maslow, A. H. A theory of human motivation [J]. Psychological Review, 1943 (4): 370 - 396.

[19] Schalock, R. L. , Brown, I. , Brown, R. , Cummins R. A. , Felce D. , Matikka L. , Keith K. D. & Parmenter T. Conceptualization, measurement, and application of quality of life for persons with intellectual disabilities: Report of an international panel of experts [J]. Mental Retardation, 2002 (6): 457 – 470.

[20] Yip, K. S. & Ng, Y. N. The dilemma of productivity – oriented management versus treatment – oriented management in sheltered workshops in Hong Kong [J]. Psychiatric Rehabilitation Journal, 1999 (4).

[21] 花敬凯. 自然支持：重度身心障碍者就业服务的新趋势 [J]. 特殊教育季刊, 1998, 69, 8 – 16.

[22] 叶锦成. 精神医疗社会工作：信念、理论和实践 [M]. 台北：心理出版社股份有限公司, 2011.

编后语

李永伟　社会服务发展研究中心总干事

社会服务发展研究中心（简称"社研"）作为中国内地与中国香港特别行政区两地社工经验交流和传承的重要平台，一直不遗余力地推动香港特别行政区和中国内地社会福利及社会工作的发展。在"社研"的统筹下，6家香港社会服务机构给予了大力支持，并积极参与献计献策，他们无私地将康复领域的实务经验撰写出来，与内地的社会服务机构分享。

"康复社会工作实务系列"丛书堪称集各家之所长，是康复工作经验的心血结晶，其最显著的特色是，强调社工在康复工作中的角色和定位。通过专题分享和介绍6大康复服务工作领域，让内地社工及当地社福机构能一窥康复服务在香港发展的硕果，也借此促进内地康复服务本土化的发展，并使两地交换彼此的心得经验，以扩阔视野和理念。

内地康复服务近年在各方面都有高速发展，内地和香港面对的同样挑战是康复专业人士——从社工到各类治疗师的培训。为推动及加强内地前线经验较浅的员工培训，我们期望通过该手册中集结的宝贵经验，与全国其他省市的社工人士及社会服务机构分享，让他们逐步了解社会工作实务的方向，清晰开展服务的目标，并在理论和实践层面都得到指引，从而丰富基础知识和提升实践能力。最重要的是，让其明白在进行服务设计及开展工作的过程中，为什么这么做、何时做及如何做这三个关键性的问题。

随着服务推进和经验积累，我热切期望有越来越多的香港机构和同工，加入经验汇编的行列，以促使内地社工队伍不断成长壮大，同时也让社工实务经验可以薪火相传。这套实务手册是康复服务经验集结的首次尝试，当中或有错漏抑或有待完善之处，我们愿意聆听各类反馈意见，继续丰富和汇编相关经验，面向全国的社福机构继续推广，以满足内地社会服务发展的需要。

社会服务发展研究中心简介

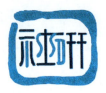

一、"社研"背景

社会服务发展研究中心（下称"社研"）是香港注册非牟利服务机构，"社研"是由一群从事社会福利服务工作的社会工作者及主管发起，并在1998年成立。秉持"以人为本"的信念，"社研"一直致力于促进香港和内地社会福利及社会工作的发展。"社研"自2007年开始在深圳启动"先行先试"的社工专业督导计划，现时曾接受"社研"香港督导及顾问培训的学员遍布全国。2011年"社研青年议会"成立，以"燃亮两地社工情"为使命，承先启后，继往开来。同时"社研"亦于2013年在广州市番禺区注册成为社工机构，积极在各方面支持内地社工的专业发展。

二、"社研"工作

1. 内地社会工作专业发展

由 2007 年开始,"社研"积极配合国家的社工发展工作。由"盐田计划"及"深圳计划"开始,再有及后的"东莞计划""广州计划"等,都是社会服务发展研究中心与内地合作的计划。通过这些香港内地之间的合作,让内地可参考香港当年建立社会工作制度的宝贵经验、现时成熟的社会工作制度,以及借助多位经验丰富的资深本地社工的力量,帮助内地更有效地发展具有内地特色的社会工作制度。在"社研"与其他协办机构合作下,已派出诸多资深社工督导赴深圳市各区为社工开展督导工作,以协助内地发展社工本土化事宜。

2. 培训

为促进香港与内地的社会福利服务交流、协助两地社会服务机构发展人力资源,提升业界的服务质量,"社研"积极举办各项专业培训课程、研讨会和分享会,亦与两地不同的机构鼎力合作,举行大型研讨会议,让业界能交流彼此经验,掌握最新发展信息;亦能就业界关注的议题进行深入的探讨,以扩阔彼此的视野和理念。

3. 调查研究

除了促进香港与内地的沟通和交流外,"社研"亦致力进行各项有关本港与内地两地社会的研究调查，为两地政府、决策者和业界提供最新的社会动向和民意，旨在使政策制定得宜，符合社会实际情况和需求。

4. 交流

社会服务发展研究中心自1998年成立以来，举办了多次两地的交流考察活动，考察社会福利服务及交流当地风土民情，促进内地与香港两地的相向交流、认识、了解、相互学习和借鉴，在促进共融与进步的同时，增强了进一步合作，发展了两地的社会福利服务。

5. 推动香港业界发展

为凝聚社福界力量，关怀弱势社群生活素质，替社工争取权益，加强推动内地和香港社会福利及社会工作的发展，为构建两地和谐社会做出贡献，"社研"于2011年正式成立"社言港心"工作小组。通过举办不同活动，就社福发展及民生议题直接向政府有关官员表达意见。

6. 协助内地单位来港交流考察

"社研"协助内地不同单位到香港考察社会福利制度及社工发展，以加促内地推展社工服务的步伐。当中亦通过与香港同工的互相讨论和经验分享，提高了两地人员的共识和视野，加强了两地的交流合作。

社会服务发展研究中心总办事处

电话：(852) 2817 6033

传真：(852) 2816 0677

电邮：issd@socialservice.org.hk

QQ：2755389992

扶康会简介

扶康会是香港注册的非牟利康复机构，现时共有47个服务单位及两所社企餐厅，为将近3 700位残疾人士提供服务，其中包括智力残疾人士、自闭症人士、精神疾病康复者及肢体残疾人士。为协助他们发挥潜能及积极融入社会，扶康会不断创新，推出各种适切服务，当中包括先后为智力残疾人士创办临时住宿服务、家居训练、护理院舍及日间训练中心延展照顾服务等。

扶康会自1977年提供服务至今，一直重视残疾人士及其家人的需求。除提供政府资助的服务外，扶康会更自行募集经费开展其他先导服务，以实际行动回应服务对象的需要，服务包括：设立4间"扶康家庭"，为智力残疾人士建立属于自己的家；推展"香港最佳老友运动"，成为全球性最佳老友运动的一分子，为数以百计的社区人士与智力残疾人士建立"一对一"的友谊；开设"牵蝶中心"，为自闭症及发展障碍人士提供专门训练及评估服务。2015年更成立了"牵蝶康儿中心"，为有特殊需要人士及其家庭提供个人、小组及"家庭为本"的服务。

未来，扶康会将继续坚守"以求为导"的精神，紧随时代步伐，提供各类适切的服务以满足残疾人士及其家庭的需要。